Sudhir Pawar
Rajesh Kshirsagar
Richa Sharma

# Évaluation esthétique pour la rhinoplastie

**Sudhir Pawar**
**Rajesh Kshirsagar**
**Richa Sharma**

# Évaluation esthétique pour la rhinoplastie

## Évaluation clinique du nez et procédure chirurgicale

**ScienciaScripts**

**Imprint**

Any brand names and product names mentioned in this book are subject to trademark, brand or patent protection and are trademarks or registered trademarks of their respective holders. The use of brand names, product names, common names, trade names, product descriptions etc. even without a particular marking in this work is in no way to be construed to mean that such names may be regarded as unrestricted in respect of trademark and brand protection legislation and could thus be used by anyone.

Cover image: www.ingimage.com

This book is a translation from the original published under ISBN 978-620-2-52111-6.

Publisher:
Sciencia Scripts
is a trademark of
Dodo Books Indian Ocean Ltd. and OmniScriptum S.R.L publishing group

120 High Road, East Finchley, London, N2 9ED, United Kingdom
Str. Armeneasca 28/1, office 1, Chisinau MD-2012, Republic of Moldova, Europe
Managing Directors: Ieva Konstantinova, Victoria Ursu
info@omniscriptum.com

Printed at: see last page
ISBN: 978-620-0-85654-8

# Contenu

# INTRODUCTION

Le mot rhinoplastie vient de deux mots grecs : "rhinos" et "plastikos". En grec, "rhinos" signifie nez et "plastikos" signifie "former". Le terme rhinoplastie signifie "mouler le nez" ou "former le nez". Il s'agit d'une procédure de chirurgie plastique au cours de laquelle la structure du nez est modifiée. Le changement peut être effectué par l'ajout ou l'enlèvement d'os ou de cartilage, la greffe de tissu d'une autre partie du corps ou l'implantation de matériel synthétique pour modifier la forme du nez.

La rhinoplastie est le plus souvent pratiquée pour des raisons esthétiques. Un nez trop grand, tordu, déformé, malformé à la naissance ou déformé par une blessure peut avoir une apparence plus agréable. La rhinoplastie moderne est le mariage de l'art d'obtenir des résultats naturels et harmonieux avec la science d'une base structurelle solide et d'un flux d'air nasal intact.

La rhinoplastie est la troisième procédure esthétique la plus courante chez les hommes et les femmes. La première description connue de la chirurgie nasale se trouve dans un papyrus égyptien vieux de 3 000 ans qui contient un compte rendu détaillé du diagnostic et du traitement d'une fracture nasale. La rhinoplastie est plus fréquente à la fin de l'adolescence, dans les années vingt et trente. Un nombre important de patients dans la quarantaine et la cinquantaine demandent également une rhinoplastie.

Jusqu'au milieu du XIXe siècle, la chirurgie nasale était réservée à la correction des malformations acquises et congénitales graves. La rhinoplastie moderne a débuté avec l'arrivée de la cocaïne et les efforts pionniers de Dieffenbach, Roe & Joseph. À la fin du XIXe siècle, Dieffenbach et d'autres ont corrigé les déformations nasales par des incisions externes le long du côté ou du dos du nez.

John Orlando Roe, un oto-rhino-laryngologiste de Rochester, New York, a pratiqué la première rhinoplastie intranasale esthétique en 1887. Jacques Joseph, un chirurgien orthopédiste de Berlin, en Allemagne, a par la suite fait un travail de pionnier sur la rhinoplastie esthétique et est considéré par la plupart des gens comme le "Père de la rhinoplastie moderne et de la chirurgie plastique faciale".

La technique utilisée par le Dr Joseph pour la rhinoplastie intranasale était la norme pour la majorité des procédures de rhinoplastie réalisées dans les années 1960. Sa technique comprenait des incisions intercartilagineuses et de transfixion complète, l'ablation de la bosse avec un ostéotome, l'ostéotomie médiale avec un ciseau, l'ostéotomie latérale avec une scie et la réduction du cartilage de la pointe. Sa technique est connue sous le nom de "rhinoplastie de réduction", par opposition à la technique plus moderne de rhinoplastie d'augmentation. Les greffes (par exemple, autogreffes, allogreffes et synthétiques) n'étaient pas couramment utilisées dans la rhinoplastie de routine, bien qu'elles aient souvent servi à corriger des déformations nasales telles qu'un nez en selle. À mesure que la rhinoplastie devenait plus courante et que les exigences esthétiques augmentaient, les techniques de rhinoplastie d'augmentation se sont imposées.

À mesure que les préoccupations esthétiques et fonctionnelles se sont accrues à la fin des années 1960, les chirurgiens et les patients ont commencé à adopter une philosophie différente. Des techniques ont été adaptées pour obtenir un nez fonctionnel d'apparence naturelle et bien soutenu. Le remodelage et l'augmentation du cartilage ont amélioré les résultats à court et à long terme de la rhinoplastie esthétique. Les développements ultérieurs jusqu'à aujourd'hui ont continué à améliorer ce paradigme philosophique et technologique moderne.

Aujourd'hui, la rhinoplastie cosmétique est couramment utilisée pour réduire la taille du nez, modifier sa forme, relever le bout du nez, se débarrasser d'un nez bossu, enlever une cloison nasale suspendue, ajuster un profil concave du nez ou rendre l'apparence générale du nez plus lisse. La mode, les blessures et les malformations congénitales sont trois raisons courantes à l'origine de la rhinoplastie.

Comme dans toute procédure chirurgicale, la sélection des patients et l'expérience du chirurgien rhinoplasticien jouent un rôle important dans la détermination de l'approche à adopter. Le nez n'est pas particulièrement indulgent et une approche conservatrice en chirurgie primaire est la clé d'un résultat réussi.

# REVUE DE LA LITTÉRATURE

La rhinoplastie (du grec *Rhinos*, "nez" + *Plassein*, "façonner") est une intervention chirurgicale qui est généralement pratiquée par un oto-rhino-laryngologiste, un chirurgien maxillo-facial ou un chirurgien plastique afin d'améliorer la fonction (chirurgie reconstructive) ou l'apparence (chirurgie esthétique) d'un nez humain.

En 500 avant J.-C., la rhinoplastie a été développée pour la première fois par Sushruta, qu'il décrit dans son texte *Sushruta Samhita* souvent considéré comme le "père de la chirurgie plastique"). Lui et ses futurs étudiants et disciples ont utilisé la rhinoplastie pour reconstruire des nez amputés en guise de punition pour des crimes. On trouve ensuite sa référence en 1792, sous le règne du sultan Tipu, lorsqu'un charretier, le nez de Cowasjee, fut coupé en même temps que sa main, et qu'il fut ensuite réparé par un chirurgien Mahatta à l'aide d'un lambeau frontal. Influencé par cette réparation chirurgicale, Carpue a pratiqué une opération similaire en Angleterre en 1814. La Première Guerre mondiale a donné une impulsion considérable à la méthode indienne

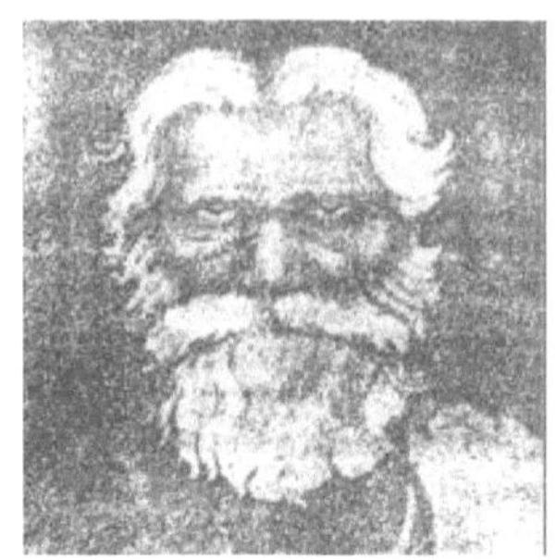

de          rhinoplastie.

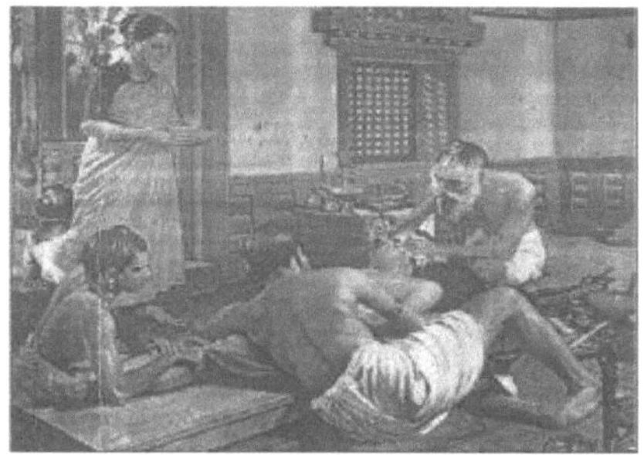

La rhinoplastie est aussi communément appelée "remodelage du nez" ou "rhinoplastie". Les techniques de rhinoplastie par lambeau frontal développées par *Sushruta* sont pratiquées pratiquement sans changement jusqu'à présent. Cette connaissance de la chirurgie plastique existait en Inde jusqu'à la fin du 18e siècle, comme le montrent les rapports publiés dans le *Gentleman's Magazine* (octobre 1794)

L'histoire de la rhinoplastie révèle que la Renaissance a été une période de progrès technologique et sociétal pour les chirurgies plastiques du visage. Du milieu à la fin du XIXe siècle, l'histoire de la rhinoplastie montre que les médecins d'Europe et d'Amérique ont commencé à expérimenter différentes procédures de chirurgie esthétique pour améliorer la forme, l'apparence et la fonctionnalité du nez.

L'histoire de la rhinoplastie a commencé à montrer des améliorations majeures pendant l'une des périodes les plus sombres de l'histoire de l'humanité : la première guerre mondiale. Au cours de la Première Guerre mondiale, des milliers de soldats ont souffert de graves blessures au visage, notamment de graves difformités causées par des balles et des éclats d'obus. Afin de répondre à ces atrocités, les chirurgiens et les professionnels de la médecine ont été obligés de faire des progrès technologiques majeurs dans les procédures de reconstruction maxillo-faciale.

La première rhinoplastie intranasale en Occident a été réalisée par *John Orlando Roe* en *1887*. Elle a ensuite été utilisée à des fins cosmétiques par *Jacques Joseph* (né Jakob Lewin Joseph) en *1898* pour aider le patient dont la forme ou la taille du nez provoque une gêne et un malaise social. Le premier patient de Joseph ayant subi une rhinoplastie était un jeune homme dont le grand nez lui causait un tel embarras qu'il se sentait incapable de se montrer en public. Il s'est adressé à Joseph parce qu'il avait entendu parler d'une otoplastie précédente réussie, ou "remodelage des oreilles", que le chirurgien avait effectuée.

**Michael Evan Sachs (1984)**[4] : Cet article examine la relation entre la rhinoplastie esthétique et les lésions du système excréteur lacrymal. Il est communément admis que les lésions du système lacrymal lors d'une rhinoplastie cosmétique sont rares, voire ne nécessitent pas ou peu de traitement, car l'histoire naturelle de cette entité est celle d'une guérison spontanée et sans complication. Cependant, il existe un nombre restreint mais significatif de rhinoplasties esthétiques qui provoquent des lésions du système lacrymal, nécessitant un traitement supplémentaire.

**Paul J.W. Stoelinga, Piet E.J.J Haers (1990)[5]** : L'auteur a examiné l'utilisation des ostéotomies segmentaires pour éliminer l'espace édenté chez les patients souffrant de fente palatine et il souligne leurs avantages par rapport au soutien de la base nasale. Une approche chirurgicale orthodontique rationnelle du patient souffrant d'une fente labio-palatine est suggérée en ce qui concerne la croissance et le développement nasomaxillaire.

**Waite PD, Matukas VJ (1991)[6]** : **La** chirurgie orthognathique et rhinoplastique peuvent être combinées avec succès lorsque certaines directives sont comprises. La position de la pointe peut être l'aspect le plus difficile à prévoir et il est donc préférable de l'éviter lors d'une chirurgie simultanée. Les déformations majeures du dos peuvent être facilement corrigées en conjonction avec la chirurgie maxillaire.

**V. J. Matukas, P. J. Louis (1993)[7]** : Cet article présentera une approche chirurgicale pour gérer ces problèmes en mettant l'accent sur la correction du complexe narine/pointe/columelle. Les auteurs estiment qu'un contrôle spécial de la symétrie du complexe narine/pointe/columelle est plus facile à réaliser avec une vision directe.

**Tsuyoshi Tokato, Yoshiyuki Yonehara(1995)[8]** : Dans cette étude, le type de greffe osseuse peut être utilisé pour un soutien structurel supplémentaire et pour obtenir la projection et le profil nasal souhaités. L'augmentation de l'arête nasale crée l'illusion d'un nez plus étroit.

**Tsuyoshi Tokato, Yoshiyuki Yonehara, Takahumi Susami (1995)[9]** : L'auteur suggère qu'une entretoise cartilagineuse est la clé pour éviter la tendance à la rétraction ou à l'épaississement de la columelle allongée. Elle donne un léger soulèvement à la pointe, offre plus de définition et améliore le contour de la colonne.

**Gilbert J. Nolst Trenite (1997)[10]** : Plusieurs facteurs importants à prendre en compte dans la réparation chirurgicale d'une fente labio-nasale ont été décrits : une technique de fermeture des lèvres adéquate pour assurer une déformation plus visible pendant la croissance et éliminer la nécessité d'une chirurgie nasale primaire avec formation de tissu cicatriciel en conséquence, entraînant un trouble de la croissance.

**Amita A. Bagal, Peter A. Adamson (2002)[11]** : Le chirurgien de rhinoplastie de révision doit évaluer en préopératoire si la révision est appropriée, déterminer un plan chirurgical de révision et favoriser une relation à long terme avec le patient.

**Daniel G. Becker (2003)[12]** : l'auteur donne un aperçu de la rhinoplastie, en mettant l'accent sur l'anatomie chirurgicale et l'analyse préopératoire de l'apparence. Il passe également en revue certaines des techniques chirurgicales dont dispose le chirurgien spécialiste de la rhinoplastie et les illustre à l'aide d'exemples de patients.

**Anthony P. Sclafani, Thomas Romo, Jay G. Barnett, Channing R. Barnett, B. (2003)[13]** : passe en revue plusieurs techniques simples mais importantes pour la correction des défauts de contour non fonctionnels après une rhinoplastie. Une analyse minutieuse du défaut dans le contexte plus large de l'ensemble du nez est essentielle pour déterminer la ligne de conduite appropriée. Avec un examen minutieux, une planification individualisée réfléchie et une discussion franche avec le patient, ces défauts postopératoires peuvent souvent être gérés facilement avec une morbidité limitée.

**P.C. Parodi, C. Moreschi1 , E. Rampino, M. Codarini , F. De biasio, C. Riberti (2003)[14] :** Les auteurs discutent d'un certain nombre de réflexions sur les conséquences juridiques du traitement numérique des images, les problèmes liés au stockage de ces images, et la manière appropriée de rédiger un consentement éclairé.

**D. Vealea, L. De Harob, C. Lambrou (2003)[15] :** une étude qui a été conçue pour déterminer la fréquence des TGC chez les patients demandant une rhinoplastie esthétique au Royaume-Uni et pour les comparer avec les patients souffrant de TGC dans une clinique psychiatrique. Cette étude fournit quelques indices aux chirurgiens qui souhaitent identifier les patients atteints de DBD qui pourraient avoir un mauvais pronostic en matière de rhinoplastie esthétique.

**David C. Pearson, Peter A. Adamson (2004)[16] :** Dans cet article, l'auteur présente une approche unique de l'analyse esthétique du visage en utilisant un visage composite photoréaliste à moyenne numérique et des visages standardisés, déformés linéairement, dérivés de ce composite. Cela a permis aux sujets de choisir les profils nasaux qu'ils préfèrent.

**Cüneyt Orhan Kara, Inci Gökalan Kara, Bülent Topuz (2005)[17] :** Dans cette étude, l'auteur visait à détecter l'effet de la création d'un tunnel sous-périosté avant une ostéotomie latérale sur l'œdème périorbitaire, l'ecchymose et l'ecchymose sous-conjonctivale. La création de tunnels sous-périostaux avant l'ostéotomie latérale augmente l'ecchymose périorbitaire, l'ecchymose sous-conjonctivale et l'œdème. Les auteurs suggèrent de pratiquer une ostéotomie latérale sans créer de tunnels sous-périostaux.

**Abd Al-Aziz H.A. Ahmad (2005)[18]** : Les résultats de cette étude indiquent que l'augmentation de la charpente nasale est fréquemment nécessaire lors d'une rhinoplastie primaire. Le cartilage autogène est le matériau de choix à cette fin, car il est sûr à utiliser et facile à prélever en quantité suffisante sur les sites donneurs nasaux et extra-nasaux.

**Eray Copcu(2005)[19]** : L'USG intercomique préopératoire guidera le chirurgien et fournira des critères objectifs pour déterminer la technique opératoire dans le nez bulbeux. Il s'agit de la première étude à montrer le coussinet adipeux interdomal par un test de diagnostic et on peut conclure que l'excision du coussinet adipeux interdomal est nécessaire pour la prévention du supra-tip.

**Dr Muhammad Saeed, Dr Farooq Ahmad Mian (2006)[20]** : Pour une rhinoplastie, une bonne connaissance pratique de l'anatomie est nécessaire. Les résultats obtenus en rhinoplastie sont directement liés à la capacité du chirurgien à élucider comment un changement subtil dans le support osseux et cartilagineux du nez va modifier son apparence.

**Anil R. Shah, et Philip J. Miller (2006)[21]** : L'avènement des bases structurelles dans les techniques modernes de rhinoplastie endonasale a accru la polyvalence de la rhinoplastie endonasale et permis un contrôle plus prévisible de la position et de la projection postopératoire de la pointe.

**Joseph E. Cillo, Richard Finn, et Richard M. Dasheiff(2006)[22]** : **Les** troubles respiratoires du sommeil (SDB) sont un problème courant qui a été associé, entre autres, à la morbidité cardiovasculaire1-3 et à l'apparition de somnolence diurne excessive (SDE). Les troubles respiratoires du sommeil désignent un large éventail d'anomalies respiratoires liées au sommeil, notamment les ronflements, le syndrome de résistance des voies aériennes supérieures (UARS) et l'apnée obstructive du sommeil (AOS).

**G. K. B. Sa`ndor1, L.P. Ylikontiola (2006)[23]** : Il est nécessaire de poursuivre les efforts collectifs afin d'améliorer notre compréhension de cette question complexe. L'étude actuelle a tenté d'y parvenir en se concentrant sur l'évaluation par les patients de leurs propres résultats de traitement.

**El-Sayed Ibrahim El-Shafey (2007)[24]** : L'approche de l'auteur consiste à simplifier la procédure chirurgicale en n'utilisant que les étapes nécessaires et certaines manœuvres pour obtenir un nez équilibré d'apparence naturelle au moyen d'une approche endonasale lors d'une rhinoplastie primaire du nez arabe.

**Petropoulos I, Karagiannidis K, Kontzoglou (2007)[25]** : Dans l'approche ouverte de la rhinoplastie, qui permet une exposition complète de la voûte osseuse et cartilagineuse, il est beaucoup plus facile de réaliser toutes les techniques modernes de rhinoplastie avec des sutures, biologiques et non biologiques, de modifier les déformations et les asymétries de la pointe du nez et d'obtenir un résultat esthétique équilibré avec les autres composantes du visage. Ses inconvénients sont minimes, c'est pourquoi elle devient chaque jour plus populaire dans le monde entier.

**Muhammad Ahmad, Shahid Hussain, Saleem a Malik (2008)[26] : La** reconstruction d'une **malformation** nasale est une tâche difficile. Le lambeau frontal médian ou paramédian est l'option la plus appropriée. L'accent doit être mis sur la composante reconstructive et esthétique de la rhinoplastie de reconstruction.

**D J Bottini, P Gentile, A Donfrancesco, L Fiumara et V Cervelli(2008)[27] :** les auteurs présentent leur expérience de la chirurgie reconstructive nasale utilisant des greffes autologues. Actuellement, les greffes sont classées en quatre catégories : les greffes de peau, les greffes de cartilage, les greffes osseuses et les greffes composites.

**Dong-Yeop Chang et Hong-Ryul Jin(2008)[28] : Le** traitement du kyste dorsal nasal après une rhinoplastie repose sur une résection et une reconstruction complètes. Dans ce cas, une approche ouverte directe utilisant l'incision horizontale au-dessus du centre du kyste a été utilisée étant donné l'emplacement et la taille du kyste.

**Shepherd G. Pryor, Jonathan Sykes, Travis T. Tollefson (2008)[29] : a** mené un essai prospectif, randomisé, en simple aveugle et contrôlé sur l'utilisation de la colle de fibrine (humaine) (Evicel ; Johnson & Johnson-Wound Management, Somerville, New Jersey) chez 10 patients consécutifs subissant une ostéotomie latérale lors d'une rhinoplastie. La facilité d'application et la polyvalence de la colle de fibrine permettent une cicatrisation rapide après une rhinoplastie et augmentent la satisfaction des patients.

**Oleh Slupchynskyj, Marzena Gieniusz (2008)[30]** : Selon notre expérience, les Afro-Américains ont également tendance à avoir une peau nasale plus épaisse avec une sous-couche fibro-graisseuse et une pointe nasale grasse bulbeuse, un cartilage latéral inférieur faible et de grandes narines dans les dimensions verticale et horizontale.

**Babak Azizzadeh, Grigoriy Mashkevich, (2009)[32]** : Les auteurs préfèrent une approche de rhinoplastie externe en raison de la visualisation supérieure des structures internes et de l'accès aux techniques de greffe ouverte décrites dans cette section. Une approche endonasale est utilisée chez les patients dont l'apparence et le support de la pointe sont satisfaisants, et qui ne nécessitent donc qu'une modification dorsale. Selon l'expérience des auteurs, la cicatrice columellaire d'une approche externe guérit exceptionnellement bien dans cette population de patients.

**Yakup Avsar MD (2009)[33]** : L'ostéotomie de la hanche peut constituer une alternative à l'ostéotomie manuelle dans la réduction des bosses osseuses modérées à très importantes. Ce système est peu invasif et réduit fortement l'incidence des complications associées aux procédures manuelles. Un contrôle précis de la forme de la voûte osseuse permet au chirurgien de prédéterminer le degré de réduction osseuse.

## ANATOMIE CHIRURGICALE

Le nez est un complexe, tant dans sa forme que dans sa fonction. Il est constitué de peau, d'os, de cartilage, de vaisseaux sanguins et de nerfs. Le squelette osseux est formé de l'os nasal et du processus frontal du maxillaire de chaque côté et des plaques centrales de l'ethmoïde et du vomère dans la ligne médiane.

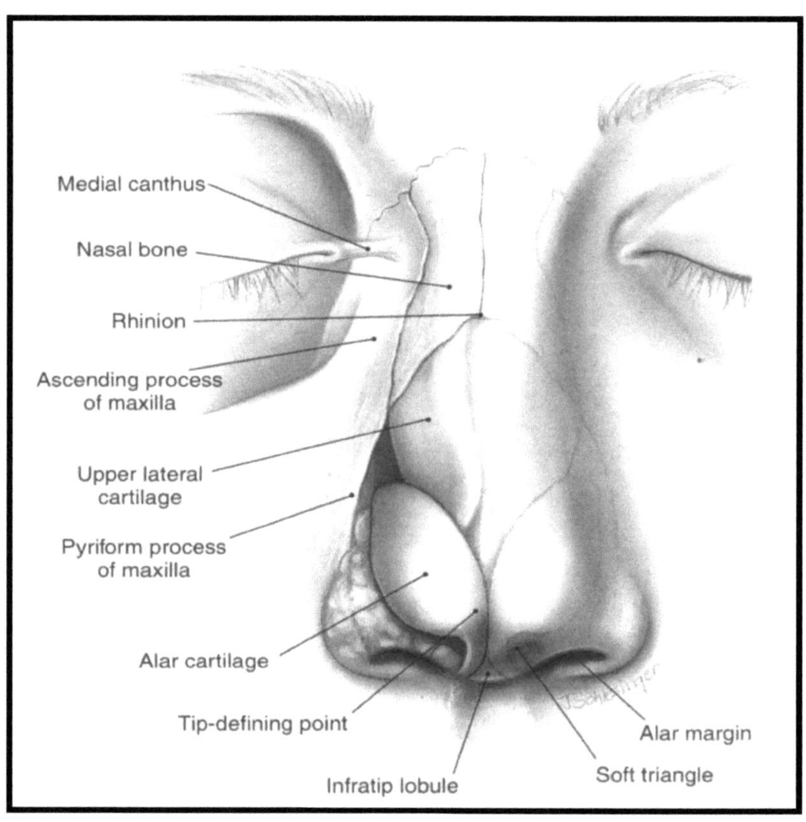

Fondamentalement, le nez est une pyramide à trois côtés dont l'apex correspond à la racine du nez et à la base, dans laquelle s'ouvrent deux narines et dont l'ossature est constituée d'os et de cartilage.

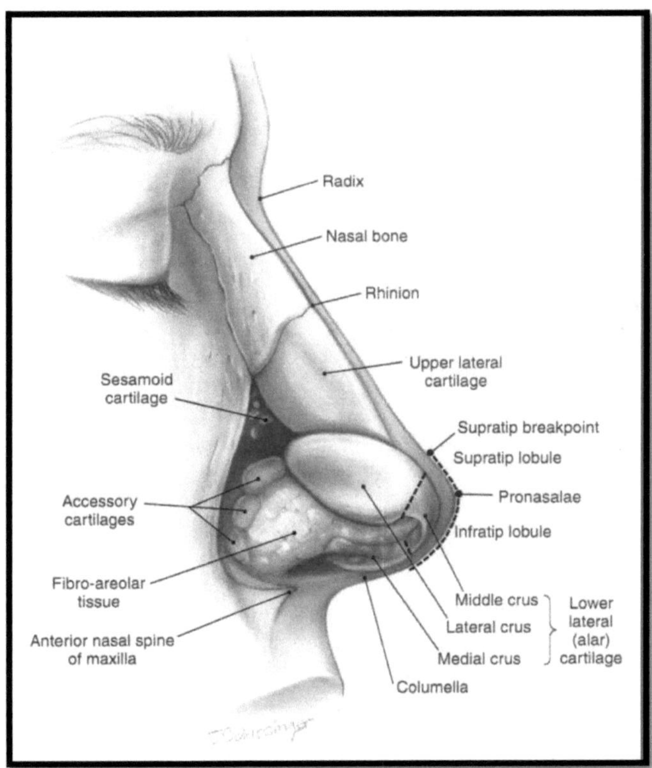


**Anatomie de surface**

Les termes utilisés pour décrire l'anatomie de surface du nez sont importants dans l'analyse de la forme nasale et pour la formulation des plans de traitement. À des fins descriptives, les relations spatiales sont décrites comme céphalique, caudale, dorsale, basale, antérieure, postérieure, supérieure et inférieure.

*Peau et tissus mous*

Les tissus mous qui recouvrent l'os et le cartilage peuvent influencer le résultat final de la rhinoplastie. L'épaisseur de la peau déterminera la façon dont elle se redrapera après la rhinoplastie. L'épaisseur de la peau varie le long du dos du nez. La peau est assez épaisse et mobile dans la région de la nasion. Elle s'amincit rapidement sur le dos du nez et est généralement plus fine et plus mobile dans la région mi-dorsale (rhinion). Dans le tiers distal du nez, la peau a tendance à être plus épaisse et adhérente et a un contenu sébacé accru. Un patient à la peau fine présentera des changements spectaculaires avec une altération de l'os et du cartilage sous-jacents, ce qui limite la marge d'erreur puisque l'épaisseur de la peau ne camoufle pas grand-chose. À l'inverse, pour les personnes à la peau épaisse, une sculpture plus agressive du squelette nasal doit être effectuée afin d'effectuer des changements significatifs. Bien que la peau épaisse puisse masquer les imperfections, elle ne se redrape pas aussi bien et peut entraîner une fibrose sous-jacente et la formation d'une déformation polybeak (cicatrice supratipulaire). De meilleurs résultats sont possibles chez les patients à la peau fine, mais la marge d'erreur est plus faible. Le chirurgien doit parfois modifier la technique en fonction du type de peau du patient.

*Os et cartilage*

La structure du nez se compose des os nasaux appariés ainsi que du processus frontal du maxillaire. L'os est le plus épais près de la jonction avec l'os frontal et s'amincit à mesure qu'il rejoint les cartilages latéraux supérieurs. Les cartilages latéraux supérieurs sont en contact intime avec les os nasaux et sous-tendent les os nasaux sur environ 6 à 8 mm. La connexion entre les os nasaux et les cartilages latéraux supérieurs ne doit pas être violée, car cela peut perturber la valve nasale interne et provoquer une obstruction et une asymétrie nasales. La valve nasale interne est formée par la jonction des cartilages latéraux supérieurs et de la cloison nasale. Les cartilages latéraux inférieurs constituent le tiers inférieur du nez et sont reliés aux cartilages latéraux supérieurs par une union décrite comme la volute. Il existe différentes configurations de la volute. La volute est décrite comme étant emboîtée (52 %), se chevauchant (20 %), bout à bout (17 %) ou opposée (11 %). Le parchemin apporte un soutien important à la pointe nasale. Lors d'une rhinoplastie endonasale, cette zone est violée par l'incision intercartilagineuse. Le cartilage latéral inférieur est divisé en crura médiale et latérale. La crête médiale est en contact intime avec la cloison nasale et soutient la pointe du nez. La crête latérale s'étend vers le haut et forme des attaches de tissu fibroaréolaire dense avec l'ouverture piriforme. Les crêtes intermédiaires sont les divergences des crêtes médiales avant de se transformer en crêtes latérales proprement dites. Le point le plus élevé des croûtes intermédiaires est un repère chirurgical important connu sous le nom de point de définition de la pointe.

La cloison nasale est formée à la fois d'os et de cartilage. L'ethmoïde et le vomer assurent le soutien osseux postérieur. Le cartilage quadrangulaire fournit un soutien en avant. Le soutien de la pointe nasale est classé en divisions majeures et mineures.

Le principal soutien de la pointe provient de la taille, de la forme et de la résistance des cartilages latéraux inférieurs, de la fixation de la crête médiale du cartilage latéral inférieur au septum caudal et de la fixation fibreuse du cartilage latéral inférieur au cartilage latéral supérieur. Le support de la pointe mineure provient de la colonne nasale, de la cloison membraneuse, du dos cartilagineux, des complexes sésamoïdes, des ligaments interdomaux et des attaches cutanées.

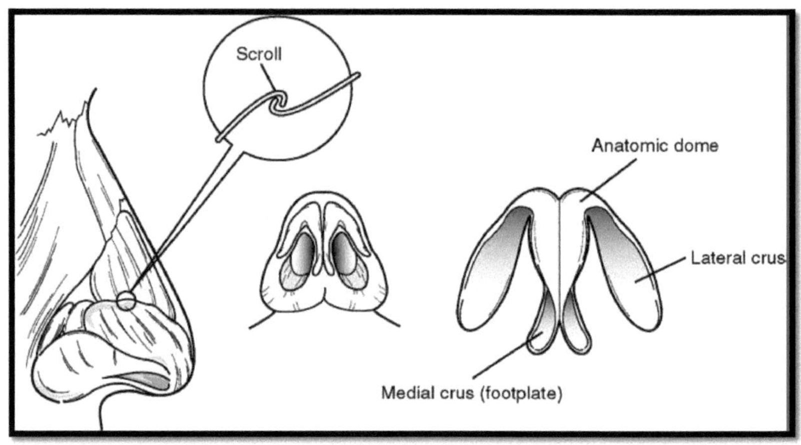


### *Septum*

Le septum membraneux est une structure anatomique distincte qui relie le septum caudal à la columelle. Elle est recouverte par la muqueuse vestibulaire et composée de tissu conjonctif entourant la crête médiane. La moitié supérieure de la columelle est séparée du septum caudal par le septum membraneux. La moitié inférieure de la columelle se rapproche beaucoup plus du septum caudal et les pieds de la crête médiale recouvrent le septum dans une mesure variable. En raison de l'élasticité du septum membraneux et du mucoperichondrium au-dessus de la cloison caudale, la columelle et la crête interne sont facilement rétractées en s'éloignant du bord de la cloison caudale.

### *Valve nasale*

En 1940, Mink a décrit la valve nasale comme la partie la plus étroite de la cavité nasale et comme "le passage entre le bord inférieur du cartilage latéral supérieur et le septum et le plus important régulateur de la résistance des voies aériennes". La valve nasale est l'ouverture bidimensionnelle en forme de fente entre le bord caudal des cartilages latéraux supérieurs et la cloison nasale. L'angle formé par la jonction des cartilages latéraux supérieurs avec la cloison nasale est normalement de 15 à 20 degrés. Étant donné que la majeure partie de l'air inspiré doit passer par la valve nasale, même de petites modifications de sa section transversale entraîneront des changements importants dans la résistance nasale. La valve nasale se rétrécit en réponse aux changements de pression générés dans la cavité nasale par l'acte d'inspiration. Une valve nasale dysfonctionnelle est une cause importante d'obstruction nasale, en particulier chez le patient qui a subi une rhinoplastie.

### Nasal Alae

Les alaes nasales sont les parties des tissus mous des narines qui ont un faible support squelettique. Elles sont principalement constituées de peau, de tissu sous-cutané, de muqueuse vestibulaire et de muscles. Le muscle dilatateur du naris est un composant majeur, ouvrant la narine par sa fixation aux croûtes latérales. Il n'affecte pas le flux d'air nasal dans des conditions non pathologiques. Cependant, l'effondrement ou l'obstruction d'une ou des deux alaes nasales peut arrêter brusquement le flux d'air nasal. Le rétrécissement de l'alae nasale peut également provoquer un effondrement secondaire de la valve nasale. Les cartilages latéraux inférieurs contribuent également à la stabilité des alaes nasales, car le cours des cruras latérales dans la partie céphalique des alaes nasales est variable. La perturbation ou l'affaiblissement du cartilage latéral inférieur peut entraîner une flaccidité et un affaissement de la valve. La parésie ou la paralysie du nerf facial peut également entraîner un effondrement fonctionnel de l'alarme nasale en raison d'une perte de motricité et d'un manque de tonicité du muscle dilatateur du naris.

### Muscles nasaux

Les muscles du nez comprennent le procerus, le pars transversa (compresseur naris) du muscle nasal et le septi dépresseur. Le muscle procerus est un simple glissement pyramidal de muscle provenant des os nasaux et des cartilages latéraux supérieurs. Il s'insère dans le muscle frontal et la peau entre les sourcils. Le pars transversa est un muscle apparié qui provient de l'éminence canine du maxillaire et s'insère dans une aponévrose fibreuse partagée avec le muscle opposé le long du dos nasal cartilagineux. La pars alaris (paire) prend naissance au-dessus de l'incisive labiale et s'insère dans le bord inférieur et latéral de l'ala nasale. Le septi dépresseur est peut-être le muscle le plus important dans la rhinoplastie car il peut provoquer une ptose fonctionnelle de la pointe. Le muscle est apparié, provient du prémaxillaire et s'insère dans la base de la columelle et des plaques crurales médianes. Il joue un rôle important dans la ventilation nasale en inspiration profonde en tendant la columelle et le septum membraneux. Tous les muscles semblent fonctionner pour dilater l'ouverture nasale et améliorer le flux d'air en aplatissant et en élargissant le dos du nez (pars transversa), en élargissant le les narines (pars alaris), et l'allongement de la columelle (depressor septi). Les muscles sont entièrement alimentés par la branche buccale du nerf facial.

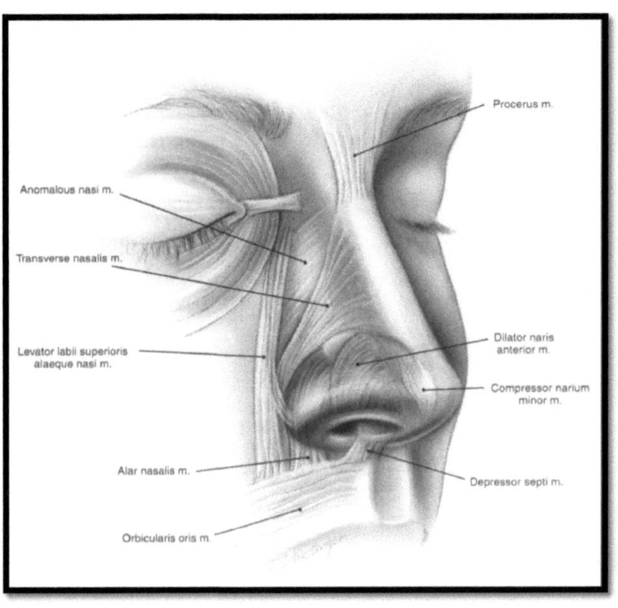


Procerus m.
Anomalous nasi m.
Transverse nasalis m.
Levator labii superioris alaeque nasi m.
Dilator naris anterior m.
Compressor narium minor m.
Alar nasalis m.
Depressor septi m.
Orbicularis oris m.

# ÉVALUATION ESTHÉTIQUE

## Évaluation des produits cosmétiques

L'évaluation cosmétique commence de la même manière que tout examen, en suscitant la principale plainte du patient. Le patient doit recevoir un miroir et un applicateur à pointe de coton pour lui signaler les problèmes cosmétiques spécifiques. Ensuite, il faut obtenir un historique médical complet. Une attention particulière doit être accordée à l'obtention d'antécédents de traumatisme nasal, d'obstruction nasale, de chirurgie nasale antérieure et de médicaments (y compris les médicaments en vente libre et à base de plantes).

### *Stabilité psychiatrique*

En plus de l'analyse du nez, le chirurgien doit évaluer si le patient est psychologiquement prêt pour une intervention esthétique ou non. Les patients doivent avoir des attentes et des motivations réalistes. Un patient qui est motivé intérieurement (par exemple, qui souhaite améliorer son estime de soi) pour subir l'intervention est un meilleur candidat qu'un patient qui souhaite subir l'intervention pour des raisons externes (par exemple, son conjoint veut qu'il la fasse).

Le chirurgien doit être conscient des patients qui sont indécis, grossiers, peu coopératifs, déprimés, qui ont des attentes irréalistes ou qui présentent des troubles de la personnalité importants parce qu'ils risquent de ne jamais être satisfaits. D'autres signes avant-coureurs de patients pauvres sont ceux qui sont trop flatteurs, bavards, qui se considèrent comme un patient très important, qui ont une difformité minime ou nulle, qui font des achats chez le chirurgien, qui marchandent les prix ou qui sont impliqués dans un litige. Surtout, n'opérez pas un patient que vous n'aimez pas.

*Analyse faciale générale*

Avant de procéder à une analyse spécifique du nez, il convient de procéder à une évaluation globale du visage et de ses proportions.

*Analyse nasale*

De nombreux facteurs jouent un rôle dans l'apparence générale du nez, notamment la race, l'âge et l'origine ethnique. Plusieurs points de repère et relations de base sont communs à toute analyse du nez avant une rhinoplastie esthétique. L'analyse du nez comprend l'évaluation de la qualité et de la texture de la peau, du support (recul de la pointe), des repères et des caractéristiques de surface, et de l'équilibre du visage. L'épaisseur de la peau et les pathologies telles que le rhinophyma ou les cicatrices sont notées. La qualité de la peau a des implications importantes, notamment en ce qui concerne la pointe nasale. Par exemple, les patients ayant une peau épaisse et des structures de pointe bulbeuses sont bien adaptés à un raffinement important de la pointe. La peau épaisse a tendance à effacer les angles vifs et les légères irrégularités du cadre cartilagineux sous-jacent créés par un travail aussi important. L'inverse est vrai chez les personnes à la peau fine, de sorte que le travail cartilagineux sur la pointe est généralement plus conservateur. Le recul de la pointe est fondamental pour tout examen de la pointe nasale. En appuyant doucement sur la pointe nasale, l'examinateur peut estimer la résilience et le soutien de la pointe.

*Points de repère importants en surface*

Les points de repère importants de l'analyse nasale de base comprennent les crêtes supra-orbitales, les dômes cliniques, le lobule nasal, les bords, les sillons et les plis d'alarme, le canthus médial, le radius nasal, le rhinion, la pointe nasale, la sous-nasale (Sn), la cassure de la colonne, le vermillon supérieur (Vu), le pogonion, la glabelle, le pli d'alarme, la base de la colonne et les plaques de la crurale médiale.

Le nez est d'abord évalué sous trois angles : antéropostérieur (vue de portrait), latéral (vue de profil) et inférieur (vue basale).

### Vue du portrait

La vue du portrait comprend l'évaluation des lignes nasociliaires, du contour de la lobule d'alarme, de la largeur du nez, du rapport largeur/longueur du nez et de la symétrie générale.

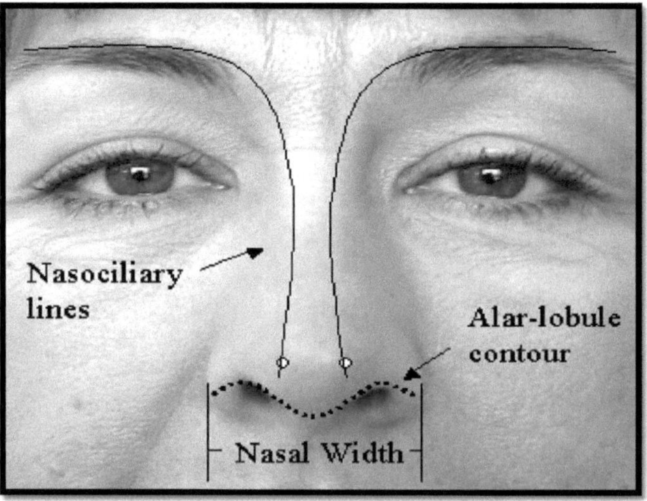


**Lignes nasociliaires :** Chaque ligne nasociliaire délimite la silhouette ipsilatérale créée par le contour du bord supra-orbital, la crête dorsale nasale et le point de définition de l'extrémité. Les lignes nasociliaires doivent suivre un tracé gracieux en miroir depuis les crêtes supra-orbitaires jusqu'à des crêtes dorsales bien définies se terminant en des points distincts définissant la pointe. Les lignes nasociliaires sont des guides utiles pour déterminer si un rétrécissement ou un élargissement du nez est nécessaire par ostéotomie (tiers supérieur) ou par greffe de cartilage (tiers moyen).

**Contour de l'Ala-lobule :** Le contour de l'ala-lobule suit le bord inférieur libre de l'angle alae et columella-lobule et est plus esthétique lorsqu'il forme une gracieuse silhouette en forme d'aile de mouette. Le lobule lui-même doit être symétrique et mis en évidence par des points clairs définissant la pointe du domus et un angle columelle-lobule bien défini. Les anomalies du bord de l'alaire, telles que les encoches, l'asymétrie ou les inclinaisons irrégulières, sont facilement notées en observant attentivement le contour de l'ala-lobule. Les points définissant la pointe et les dômes cliniques doivent être en corrélation. Les éléments du lobule qui doivent être notés comprennent la bifidité, la bulbosité, les cornes et l'asymétrie.

**Largeur du nez :** La largeur du nez dans la vue antéro-postérieure est la distance entre les aspects évasés des alaes et est évaluée par rapport aux yeux. Les alaes sont le plus esthétiquement alignées avec les lignes de la canthi médiane. Par conséquent, la largeur du nez doit être approximativement égale à la largeur d'un œil de canthus en canthus. Si les alaes s'évasent en dehors des lignes intercanthales, des procédures de rétrécissement d'alarme peuvent être indiquées.

**Symétrie globale :** La longueur nasale idéale est proportionnelle à la hauteur totale du visage. Elle peut être évaluée à l'aide des tiers faciaux de Léonard de Vinci : hauteur du front (trichion-glabelle) 1/3 de la longueur du nez (nasion-subnasale) 1/3 de la hauteur inférieure du visage (subnasale-gnathion). Ces tiers doivent être égaux.

### La vue du profil

La vue de profil comprend l'évaluation du contour du dos et du supra-tige, la configuration columelle-lobule-tige, la hauteur du radius, l'angle naso-frontal, l'angle nasolabial, la projection de la pointe du nez, la projection du menton, la position de la columelle et la position du pli d'alarme.

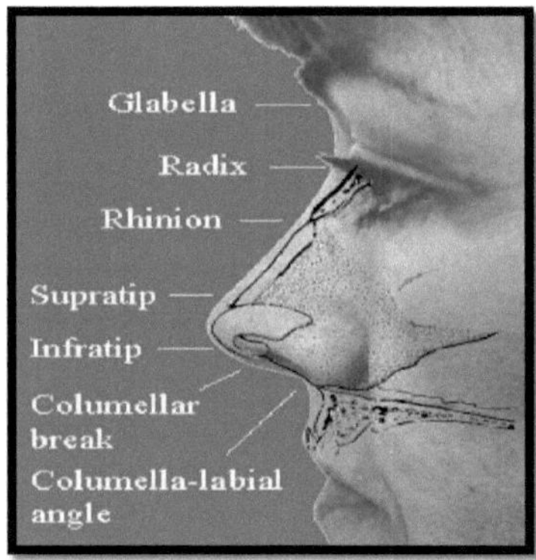


**Contour du** dos et du supra-tipe : les contours du dos et du supra-tipe sont des paramètres esthétiques importants dans la rhinoplastie. Le contour est décrit comme étant convexe, concave, droit ou irrégulier. La bosse nasale est convexe au niveau du rhinion et est composée d'un complexe d'os et de cartilage.

**Configuration des conseils de Columella-lobule :** La configuration de l'extrémité de la columelle-lobule est essentiellement une évaluation de l'existence et de la qualité d'une double rupture de la columelle. En vue de profil, elle est considérée comme un angle aigu columelle-lobule créant une plate-forme distincte de tissus mous sur le segment lobulaire des croûtes moyennes. L'angle columelle-lobule est idéalement d'environ 37 degrés.

**Profondeur et position des rayons :** Le radix nasi est la racine du nez et se situe dans les profondeurs de l'angle naso-frontal formé à l'intersection des lignes verticales parallèles à la glabelle et au dos du nez.

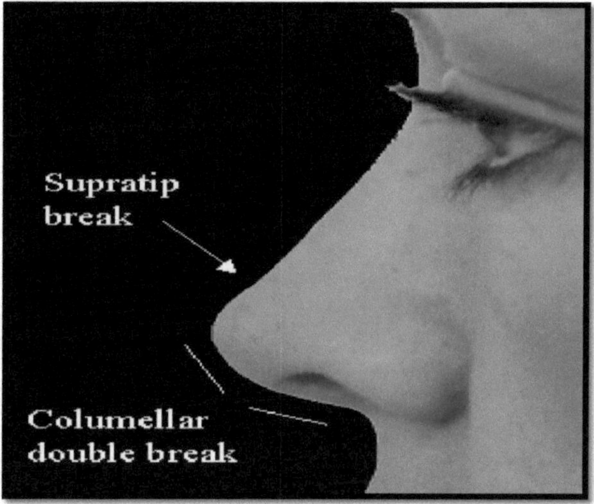


L'angle naso-frontal mesure normalement entre 120 et 135 degrés et le radius est le plus esthétique au niveau du pli supratarsal (ou environ 1 cm au-dessus du canthi).

**Angle nasolabial :** L'angle nasogénien est l'angle formé par la columelle et la lèvre supérieure dans le plan mi-sagittal et constitue une mesure utile de la rotation de la pointe du nez. Une carence prémaxillaire et une malposition de la columelle peuvent influencer de manière significative l'apparence de cet angle. La norme esthétique pour cet angle est de 90-95 degrés chez les hommes et de 95-100 degrés chez les femmes.

**Projection de la pointe nasale :** La projection du bout du nez est évaluée en mesurant la distance entre le pli d'alarme et le bout du nez. Cette mesure doit être en équilibre avec le reste du nez. L'évaluation est essentielle pour savoir quelles structures doivent être modifiées et quels traits esthétiques déjà inhérents à la pointe doivent être préservés.

**Projection du menton :** La relation visuelle entre le nez et le menton est si intime que changer la taille et la forme de l'un influence la taille et la forme apparentes de l'autre. La projection du menton est évaluée plus directement en déterminant sa relation avec une ligne perpendiculaire à la ligne de Francfort à partir du radius. Les anomalies de la projection du menton, de la bosselure frontale ou du nez en selle affecteront la profondeur de l'angle et donneront une indication de la correction nécessaire.

**Position de pliage de Columellar et Alar :** Le profil idéal affiche 2-3mm de spectacle columella. Une façon plus raffinée d'évaluer le spectacle en colonne consiste à évaluer de façon critique la position du bord de l'alarme et du bord inférieur de la colonne. Pour ce faire, on utilise une ligne de référence passant par l'axe long de la narine. La jonction ala-joue doit se trouver à un niveau supérieur à la columelle postérieure caudale, ce qui permet d'obtenir un certain spectacle colonnaire.

## <u>Vue de base</u>

Les éléments importants de la vue basale comprennent l'évasement de la plaque jambière, la déviation de la cloison caudale, l'évasement et la forme de la narine, ainsi que la largeur et la hauteur des lobules.

**Éruption de la plaque de pied et déviation du septum caudal :** Les palettes crurales médianes jouent un rôle important dans la forme de la moitié inférieure de la columelle et de la narine inferomédiale. Un évasement excessif des repose-pieds entraîne un élargissement symétrique caractéristique dans la moitié inférieure de la columelle. La déviation de la cloison caudale affecte également l'aspect de la forme de la base nasale columellaire.

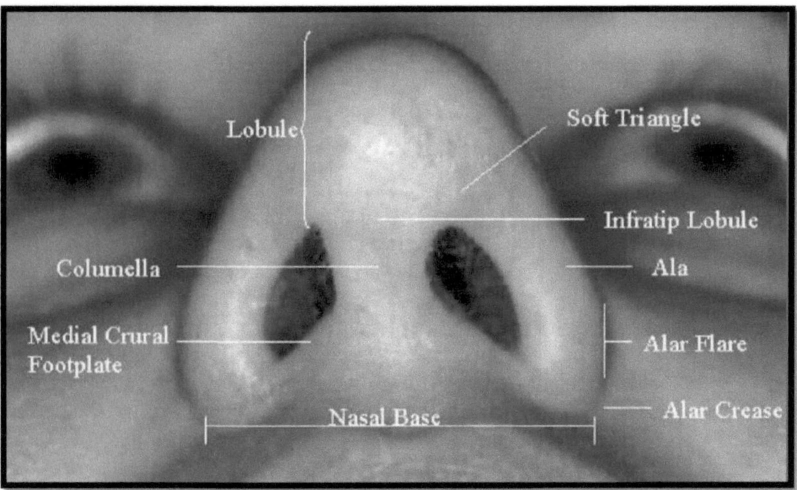


**Éruption nasale :** L'évasement des narines est la courbure extérieure de l'ala. Un évasement excessif peut entraîner une augmentation apparente de la largeur du nez dans son tiers inférieur. Un certain degré d'évasement est souhaitable et doit être en équilibre avec le visage et la base du nez. L'évasement et l'équilibre du visage peuvent être évalués en examinant les lignes verticales laissées par la canthi médiane en vue frontale. Le nez idéal chez un patient blanc a des narines en forme de poire et l'épaisseur d'un lobule d'alarme devrait être inférieure à un cinquième de la largeur totale de la base nasale.

**Rapport largeur de la lobule/base :** Le lobule de l'extrémité est la partie de l'extrémité qui se trouve au-dessus de l'apex des narines en vue basale et qui est constituée des dômes et de la couverture des tissus mous. Le lobule nasal est fréquemment défini comme comprenant la pointe du nez, les alaes et la columelle : il s'agit essentiellement du tiers inférieur du nez entre les plis d'alarme. Aux fins de l'analyse nasale, le lobule nasal est défini plus précisément comme incluant, dans le plan horizontal, la zone englobée par les cartilages latéraux inférieurs. Le rapport idéal entre la largeur du lobule et la largeur de la base nasale est inférieur à 0,75.

**Hauteur de la lobule/Columelle :** La hauteur du lobule en vue basale est déterminée en mesurant la distance entre l'apex de la narine (angle columnaire-lobulaire sur le profil) et l'extrémité du nez. La columelle est définie par l'apex de la narine (angle columellaire-lobulaire sur le profil) et le seuil de la narine (angle nasogénien sur le profil). Le rapport idéal entre la hauteur de la columelle et celle du lobule doit être de 2:1 et la longueur de la columelle doit être égale à la hauteur du philtrum.

**Valves nasales :** La valve nasale (interne) est examinée avec la tête du patient inclinée vers l'arrière et l'examinateur regarde directement dans les narines. Derrière l'apex de la narine se trouve la valve nasale formée par la jonction du cartilage latéral supérieur caudal et de la cloison nasale dorsale.

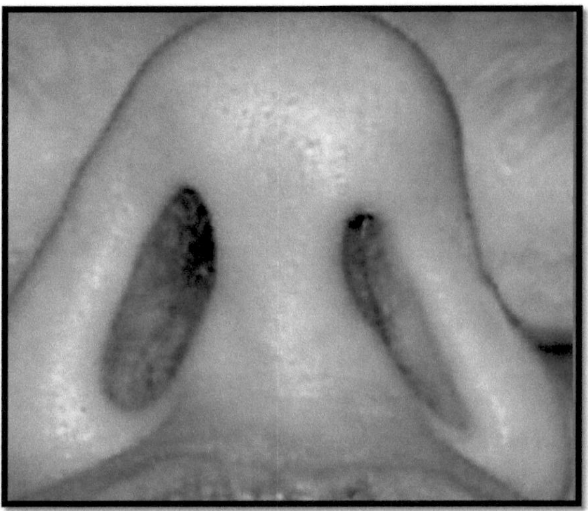

L'angle normal formé par ces structures est de 10 à 15 degrés. La fonction et la perméabilité de la valve nasale sont mieux évaluées par la visualisation directe. En rétractant doucement l'ala nasale et en sondant les cartilages latéraux supérieurs à l'aide de l'extrémité arrière d'un applicateur à pointe de coton, la perméabilité statique et la pathologie peuvent être évaluées.

## Approche chirurgicale

La rhinoplastie peut être pratiquée sous anesthésie générale, sous sédation ou sous anesthésie locale. Les deux approches de la rhinoplastie sont la rhinoplastie endonasale ou fermée et la rhinoplastie externe ou ouverte. Il existe plusieurs méthodes pour exposer les cartilages nasaux lors d'une rhinoplastie. La chirurgie rhinoplastique moderne est pratiquée par une approche fermée ou ouverte. Les approches fermées utilisent uniquement des incisions intranasales transmuqueuses, tandis que l'approche ouverte utilise une combinaison d'incisions transmuqueuses et d'une incision transcutanée (transcolumellaire).

Les approches fermées peuvent impliquer la manipulation des cartilages in situ (c'est-à-dire la non-livraison) ou l'extériorisation des cartilages latéraux inférieurs (c'est-à-dire la livraison). L'approche non-livrante est la moins invasive et consiste à modifier le cartilage latéral supérieur in situ par une incision inter ou intracartilagineuse. Une procédure complète est possible soit par dissection rétrograde de la muqueuse vestibulaire à partir des croûtes latérales, soit par incision directe du bord céphalique des croûtes latérales à travers la paroi vestibulaire. La dissection rétrograde est réalisée par une incision intercartilagineuse ; l'excision directe du cartilage est réalisée par l'incision intracartilagineuse.

Les deux méthodes perturbent la fixation du cartilage latéral supérieur au cartilage latéral inférieur et entraînent une rotation de la pointe et une légère perte de soutien de la pointe. Une approche sans accouchement est utile pour les patients qui ne nécessitent qu'une rotation minimale de la pointe et une certaine réduction de volume. La mise en place des croûtes latérales nécessite des incisions marginales et intercartilagineuses. La dissection se fait entre le périchondre et la peau sur le dôme et la face latérale des croûtes latérales. Un applicateur ou un rétracteur à pointe de coton est inséré dans la poche pour retourner les croûtes latérales et les amener dans la cavité nasale. La délivrance des croûtes latérales permet d'observer directement les variations anatomiques qui peuvent être présentes. L'administration de cartilage est indiquée lorsque l'anatomie est inconnue ou irrégulière, ou si un accès complet au cartilage est nécessaire pour la mise en place précise de sutures, de supports ou de greffes de contour. La correction des cartilages asymétriques nécessite souvent un accouchement ou une rhinoplastie externe. Les techniques qui nécessitent souvent un accouchement ou une visualisation complète du cartilage comprennent les techniques de cartilage interrompu ou la mise en place de sutures transdomales et interdomales.

Cette approche est idéale pour les patients dont la pointe nasale est légèrement asymétrique et la crête latérale irrégulière et qui ont besoin de raffinement et de rotation de la pointe. Le dégraissage de la pointe et l'excision de la cicatrice sont également possibles avec cette approche. Padovan a introduit l'approche de rhinoplastie ouverte (externe) en Amérique du Nord en 1973, en provenance de France.

***L'indication principale de l'approche de la rhinoplastie externe :***

- Amélioration de l'exposition de la pointe nasale.

- Utilité des révisions lorsque l'anatomie opératoire de la pointe nasale est irrégulière ou inconnue.

- En cas d'asymétrie modérée à sévère des os ou des cartilages nasaux (torsades nez).

- Malformations congénitales, y compris fente labiale.

- Pour les rhinoplasties primaires qui nécessitent des altérations importantes des extrémités et des greffes.


***Parmi les avantages de l'approche ouverte, on peut citer***

- Évaluation et traitement directs et précis du cartilage et des os

des anomalies.

- Facilité et précision de la mise en place des sutures.

- Accès direct au dos cartilagineux nasal (y compris le quadrilatère

cartilage septal), et l'enseignement.

- La visualisation directe de l'anatomie complexe facilite l'apprentissage et la maîtrise

de la rhinoplastie.


***Les inconvénients de l'approche ouverte sont notamment les suivants :***

- Cela prend plus de temps.

- Cicatrisation cutanée, œdème opératoire, cicatrisation sous-cutanée.

- La cicatrice cutanée (transcolumellaire).


Après les incisions transcolombiennes et marginales, la dissection sous-cutanée se poursuit en soulevant la peau et le SMAS du périchondre des tiers inférieur et moyen du nez. Le plan de dissection au-dessus de la pointe nasale et de la voûte médiane doit rester sous-musculaire (c'est-à-dire sous le SMAS) afin de préserver l'apport sanguin à la peau et de prévenir la nécrose cutanée au-dessus de la pointe nasale. À l'approche de la face caudale des os nasaux, le plan de dissection se déplace vers un niveau sous-périosté. Tout le dos du nez est exposé, ce qui permet de visualiser et de manipuler directement les cartilages, la cloison et les os nasaux.

Le septum peut être exposé par une approche caudale ou dorsale. L'approche caudale implique la séparation de la crête médiane et la dissection à travers la cloison membraneuse pour atteindre la face caudale de la cloison nasale. L'abord dorsal implique une séparation minutieuse des cartilages latéraux supérieurs, qui commence généralement à l'angle de la cloison nasale et se poursuit dans la direction céphalique. Les aspects médians des cartilages latéraux supérieurs doivent être nettement séparés de la cloison dorsale en prenant soin de ne pas perturber la muqueuse sous-jacente entourant les valves nasales. Les lamelles mucopériostées peuvent ensuite être largement disséquées pour permettre la modification ou l'ablation de la cloison nasale entière.

À la fin de l'intervention, la crête médiale peut être suturée au septum caudal pour rétablir ce mécanisme majeur de soutien de la pointe. En outre, une seule suture chromique 4-0 enterrée est utilisée pour se rapprocher de l'incision transcolumellaire de la ligne médiane. Des sutures cutanées supplémentaires sont placées le long des aspects latéraux de l'incision transcolumellaire et le long des incisions marginales dans le vestibule nasal.

En rapprochant soigneusement l'incision de la muqueuse, on évite les irrégularités de cicatrisation et on recouvre les greffes et les sutures de cartilage. De petites incisions intercartilagineuses peuvent être faites en toute sécurité pour favoriser le drainage, si nécessaire.

PROCÉDURE

### Séquence chirurgicale pour la rhinoplastie endonasale

La séquence générale est la suivante

- Anesthésie locale
- Incision de transfixion partielle
- Incision intercartilagineuse (jointe à la transfixation partielle)
- Septoplastie (si nécessaire)
- Réduction dorsale
- Ostéotomies nasales latérales
- Incision marginale
- Livraison des cartilages latéraux inférieurs
- Modification de la pointe (c'est-à-dire bandes céphaliques/greffes de cartilage / techniques de suture)
- Modification de la base d'Alar
- Fermeture, enregistrement et mise en place d'une attelle

**Anesthésie**

Une anesthésie appropriée du nez est importante pour assurer une distorsion minimale des tissus ainsi qu'une hémostase adéquate. Avant d'injecter dans le nez, des coton-outils ou des applicateurs à embout de coton imbibés de cocaïne ou d'oxymétazoline à

4 % sont placés dans chaque narine pour resserrer les muqueuses des cornets.
L'anesthésie locale est obtenue avec de la lidocaïne à 2 % et de l'épinéphrine à 1/100
000.


Lors d'une rhinoplastie endonasale, les zones suivantes sont injectées :


- 0,5 cm3 déposé à la jonction de chaque cartilage latéral supérieur et inférieur (zone intercartilagineuse)
- 0,5 cm3 déposé dans la région de chaque incision marginale
- 3 cc le long du dos et des os latéraux du nez (en serrant le périoste)
- 1 cc le long de la cloison nasale
- 0,5 cc à chaque base d'alarme
- 1 cc à chaque nerf sous-orbitaire
- 1 cc à l'extrémité du nez


**Transfixion partielle**

Cette incision permet d'accéder à la cloison caudale, à la crête médiane et à la colonne
vertébrale nasale. Une incision de transfixion partielle permet une meilleure exposition
de l'angle de la cloison nasale et de la cloison dorsale tout en préservant la fixation des
plaques de la crête médiale à la cloison nasale. L'incision est faite avec un no. L'incision
est réalisée à l'aide d'une lame de 15 mm, en commençant juste à l'extrémité caudale
supérieure de la cloison nasale. L'avantage de cette incision est que les attaches des

palettes médianes des cartilages latéraux inférieurs à la cloison caudale ne sont pas perturbées.

### Incision intercartilagineuse

Cette incision est pratiquée à la jonction des cartilages latéraux supérieur et inférieur. La nuque est surélevée à l'aide d'un crochet à double peau. Une lame n° 15 doit passer sous le cartilage latéral inférieur et au-dessus des cartilages latéraux supérieurs. Cette incision est généralement faite après une incision de transfixation. L'incision intercartilagineuse est ensuite reliée à l'incision de transfixion.

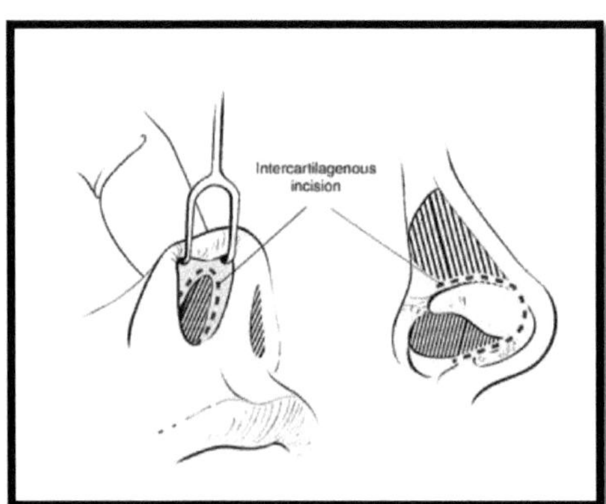


### Septoplastie (si nécessaire)

Dans la chirurgie de rhinoplastie, il y a plusieurs raisons d'accéder à la cloison nasale :

(1) Pour corriger l'obstruction du flux d'air nasal

(2) Aider à la correction des asymétries

(3) Récolter du cartilage pour le greffage des pointes.


L'accès à la cloison nasale dans une approche endonasale se fait par une incision de transfixion partielle, qui est reliée à des incisions intercartilagineuses bilatérales. L'incision de transfixion partielle peut être étendue au plancher nasal du côté où la septoplastie doit être effectuée. Une fois les incisions terminées, l'aspect caudal de la cloison nasale est exposé en disséquant le mucoperichondrium d'un côté. Au départ, la dissection est faite avec un non. 15 ou des ciseaux pour exposer une partie de la cloison nasale. Le périchondrium est légèrement entaillé à l'aide d'une lame no. La lame n° 15 et un plan est développé entre le périchondre et la cloison nasale. Une fois que ce plan de dissection est lancé, un élévateur Freer ou Cottle peut être utilisé pour compléter l'enveloppe septale.


Une fois que le septum est exposé, il peut être traité de quatre façons :

(1) Résection

(2) Morcellement

(3) Transsection segmentaire

(4) Volets de porte battante


La résection sous-muqueuse permet de prélever une partie importante du cartilage pour le greffer. Au moins 1 cm doit être maintenu en haut et en avant dans une configuration en forme de L pour soutenir le nez. Pour réséquer le cartilage, on utilise un élévateur de Cottle pour couper le cartilage.

Les ciseaux de Fomon peuvent être utilisés pour faire les coupes supérieures et inférieures à travers la cloison osseuse. Le cartilage peut également être retiré à l'aide d'une lame pivotante Ballenger. Si aucun cartilage n'est nécessaire pour la rhinoplastie, le cartilage réséqué peut être morcelé et remplacé. La morsure peut être effectuée in situ. Une autre technique pour aligner le septum consiste à effectuer une section segmentaire. Dans cette technique, le mucoperichondrium est élevé d'un côté du septum. Croisement avec un non. 15 est effectuée pour affaiblir le cartilage. Le mucoperichondrium de l'autre côté de la cloison nasale sert de support. Des sutures de matelas intestinal 4-0 peuvent être positionnées à travers le septum pour faciliter le réalignement. Une attelle septale est placée pendant une semaine. Enfin, un volet de type porte battante peut être utilisé pour repositionner un grand segment de cartilage plat mal angulé.

**Réduction dorsale**

L'un des changements les plus spectaculaires que l'on puisse obtenir dans le cadre d'une rhinoplastie est la correction d'une bosse dorsale. Il existe de nombreuses façons d'enlever la bosse. Certains chirurgiens utilisent un scalpel et un ostéotome, tandis que d'autres utilisent des râpes, et quelques-uns des râpes électriques. Les auteurs recommandent de commencer par inciser la convexité cartilagineuse sous les os nasaux, puis d'utiliser un ostéotome de Rubin pour enlever la bosse osseuse. Il faut veiller à ce que l'ostéotome soit dirigé superficiellement, car il peut dévier vers le bas et entraîner une réduction excessive. Après avoir retiré la bosse osseuse brute, on peut utiliser une râpe séquentielle pour l'affiner. Après l'ablation de toute bosse dorsale importante, le patient se retrouve avec une déformation en toit ouvert. Celle-ci doit être refermée par des ostéotomies nasales latérales.

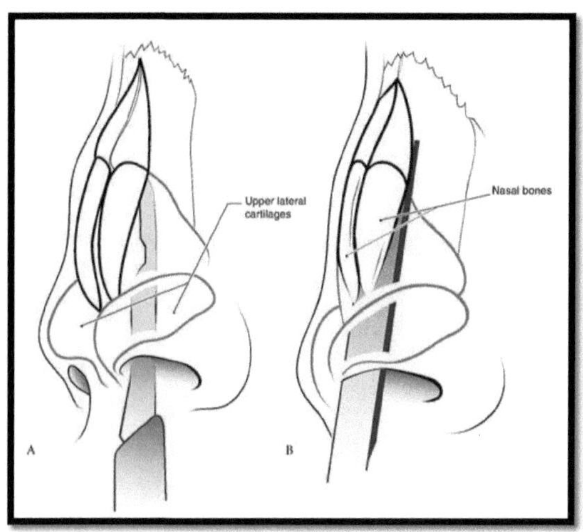


**Ostéotomies nasales latérales**

Les ostéotomies sont pratiquées après la réduction nasale.

Les ostéotomies nasales latérales ont notamment pour but

- Réduction de la voûte nasale ouverte

- Correction des os nasaux déviés

- Rétrécissement d'une large base nasale

L'ostéotomie nasale latérale peut être effectuée à différents niveaux. Elle commence

bas sur le bord piriforme et se termine soit haut soit bas dans sa relation avec les os

nasaux. L'ostéotomie est donc souvent appelée ostéotomie basse à basse ou ostéotomie

basse à haute. Ces ostéotomies peuvent être réalisées par une technique interne ou

externe. Les ostéotomies nasales latérales ne sont pas toujours nécessaires pour fermer

une déformation en toit ouvert après une réduction de la bosse dorsale.

**Incision marginale**

Cette incision est parallèle aux bords caudal des cartilages latéraux inférieurs. L'incision est utilisée en combinaison avec une incision intercartilagineuse dans le cadre d'une rhinoplastie endonasale. Les deux incisions permettent de délivrer et de visualiser le cartilage latéral inférieur. Cela permet au chirurgien de couper le cartilage avec plus de précision si nécessaire.

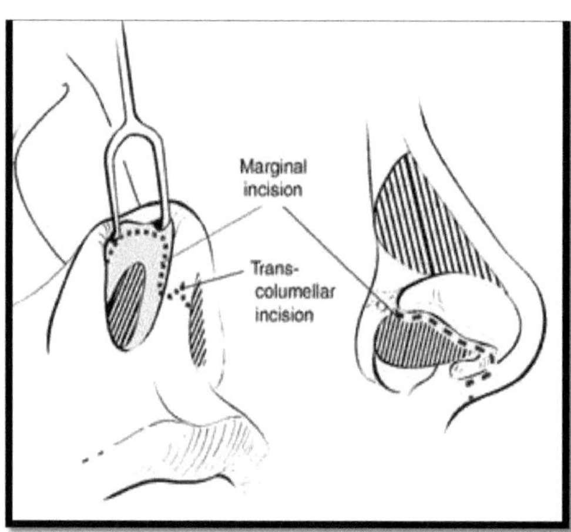


**Livraison des cartilages latéraux inférieurs**

Il existe trois techniques principales d'excision du cartilage dans la région de la pointe nasale :

- Technique de la bandelette complète= Cette technique consiste à retirer un morceau complet de cartilage de l'extrémité céphalique des cartilages latéraux inférieurs.

- Technique de la bandelette complète affaiblie=Cette technique consiste à retirer une bandelette céphalique complète suivie d'un affaiblissement du cartilage par une morsure sélective de la crête médiale et latérale

- La technique de la bande interrompue = implique la division de la crête latérale à partir du dôme Cette technique permet une plus grande rotation qu'une bande complète Dans cette technique, la crête latérale est divisée latéralement par rapport aux points de définition de la pointe.

**Modification de la pointe (c'est-à-dire bandes céphaliques/greffes de cartilage / techniques de suture)**

Certaines procédures chirurgicales peuvent affecter le support des pointes. Par exemple, une incision de transfixion complète va perturber les attaches fibreuses de la cloison caudale à la crête médiale, laissant ainsi peu de soutien pour la pointe du nez.

Les incisions intercartilagineuses, utiles pour accéder au dos du nez, interrompent les connexions ligamentaires des cartilages latéraux supérieurs et inférieurs, ce qui peut entraîner une rotation de la pointe céphalique. Une procédure de bandelette céphalique crée une perturbation et une rotation encore plus importantes des cartilages latéraux inférieurs. Le plus souvent, la rhinoplastie de la pointe est conçue pour affiner et diminuer le lobule de la pointe tout en maintenant, voire en augmentant, la rotation et la projection. Le support cartilagineux de la pointe nasale est souvent décrit en termes de concept de trépied. La crête médiane des deux cartilages latéraux inférieurs forme ensemble une entretoise du trépied, et chacune des crêtes latérales des cartilages latéraux inférieurs forme une entretoise. En raccourcissant ou en allongeant sélectivement l'une de ces entretoises, la position de la pointe peut être modifiée. Les modifications de la position de la pointe sont considérées en termes de projection et de rotation.

Les techniques de greffe pour augmenter la projection sont les suivantes :

1. Colonne de support : Cette technique consiste à placer une tige de cartilage septal entre les pieds de la crête médiane et à l'appuyer contre la colonne nasale. Les crêtes médianes sont surélevées par des crochets à double peau et le cartilage est suturé à la crête médiane par des sutures de matelas. Cette méthode ne permet d'augmenter qu'une faible partie de la projection de la pointe.

2. Greffon de Peck : Il s'agit d'une greffe d'onlay dans la région de la pointe nasale. Des couches de cartilage sont placées dans la région du domus pour augmenter la projection. Le greffon est constitué de cartilage conchal ou septal. Le cartilage est fixé au dôme par des sutures. Cette technique permet d'augmenter la projection de 2 à 6 mm.

3. Greffe de parapluie : Cette technique implique la création d'une structure cartilagineuse qui ressemble à l'apparence d'un parapluie. Elle est utile lorsque la projection de la pointe et le soutien de la crête médiane faible sont tous deux nécessaires. La greffe de parapluie est construite à partir de cartilage de la cloison, de l'oreille ou de la côte prélevé. Il est ensuite suturé en position de sorte que la "poignée" du parapluie se trouve entre la crête médiane et la "voilure" du parapluie repose au sommet du dôme.

4. Greffe de bouclier : Cette greffe a été décrite pour la première fois par Sheen. Un morceau de cartilage septal est façonné pour former une configuration trapézoïdale mesurant 6 à 8 mm en haut et 5 mm en bas. Le greffon mesure généralement 10 à 12 mm de long et est biseauté de manière à ce que les coins soient émoussés. Le greffon est placé dans une poche par une approche endonasale ou suturé en position par une approche ouverte.

Les méthodes permettant de réduire la projection sont les suivantes :

1. Incision de transfixion complète : Comme indiqué ci-dessus, une incision de transfixion complète diminue le soutien de la pointe. Les incisions intercartilagineuses

ou les bandes céphaliques affaiblissent également le support de la pointe mais augmentent la rotation de la pointe.

2. Abaisser l'angle septal : Si la cloison nasale apporte un soutien important à la pointe du nez, l'angle du septum doit être abaissé. Cela se fait par l'excision d'une partie de la cloison caudale. De plus, la crête médiane peut être séparée de la cloison caudale pour diminuer la projection.

3. Excision crurale : Pour réduire considérablement la projection de la pointe, il peut être nécessaire de sectionner la crête médiale et latérale, de la recouvrir et de la suturer dans une nouvelle position avec moins de projection. Cette technique permet de conserver la forme naturelle de la pointe au niveau des dômes. Il est possible d'exciser un segment de cartilage dans les dômes et de les suturer à nouveau ensemble, mais cela modifiera la forme de la pointe du nez.

**Rotation de la pointe -Augmenter la rotation de la** pointe

La compréhension du concept de trépied et des mécanismes de support de la pointe est une méthode importante à utiliser pour augmenter la rotation de la pointe.

1. Enlèvement de la bosse dorsale : Une façon subtile d'augmenter la rotation de la pointe est de réduire une bosse dorsale si elle est présente.

2. Résection du septum caudal : un petit morceau triangulaire du septum caudal peut être enlevé. La base de cette forme triangulaire se trouve au niveau du dos du nez.

3. Bandes céphaliques des cartilages latéraux inférieurs : Une bande complète de cartilage céphalique provenant des cartilages latéraux inférieurs entraîne une rotation accrue de la pointe. Même une incision intercartilagineuse entraînera une certaine rotation de la pointe.

4. Raccourcir la crura latérale

5. Greffe de bouclier : Une greffe de bouclier donne l'illusion d'une rotation accrue de la pointe.

6. Augmentation du prémaxillaire : le placement de cartilage ou de PTFEe dans la région du prémaxillaire sous la colonne nasale antérieure donnera également l'illusion d'une rotation accrue de la pointe.

**Rotation décroissante de la pointe - La rotation** décroissante de la pointe se fait par deux méthodes :

1. Coupez la cloison caudale près de la colonne nasale antérieure

2. Augmenter le dorsum nasal : cela crée l'illusion d'une diminution de la rotation de la pointe.

**Modification de la base d'Alar**

La base de l'alarme doit se rapprocher de la distance intercanalitale et ne pas dépasser 1 à 2 mm de largeur. La modification de l'alarme est souvent envisagée dans les cas où le nez doit être déprojeté ou pour équilibrer l'anatomie dans certains types ethniques. L'intervention est réalisée par l'excision d'un petit coin de muqueuse vestibulaire et de peau. L'angulation peut être ajustée de manière à réduire davantage le périmètre extérieur de l'ala et à ne réduire que de façon limitée le périmètre intérieur. L'excision doit être conservatrice et sera rarement supérieure à 3 mm de largeur.

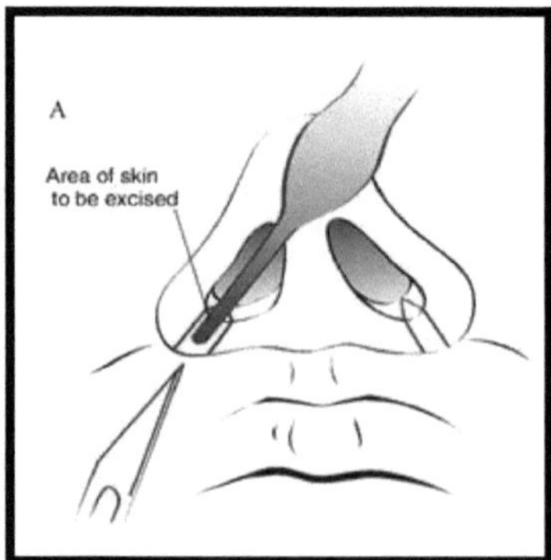

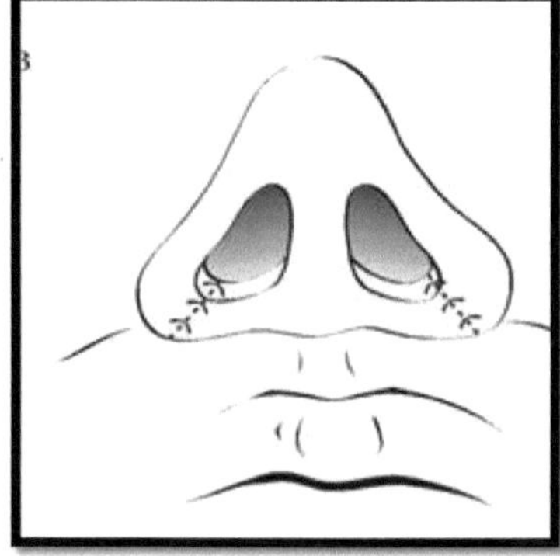

**Fermeture, enregistrement et mise en place d'une attelle**

L'aspect final de la procédure est le redrapage soigneux de la peau, le contour extérieur et le modelage. Les lambeaux de muqueuse septale sont fermés à l'aide de sutures intestinales chromiques 5-0 interrompues. L'incision infracartilagineuse est également fermée par des sutures intestinales chromiques 5-0 interrompues.

Pour éviter une déformation en escalier de la columelle, il faut fermer minutieusement l'incision transcolumellaire avec des sutures interrompues au Prolène 6-0. Le dos du nez est relié à l'aide d'une attelle avec des Steri-strips entre les joues. Une attelle en thermoplastique peut également être fabriquée pour un soutien externe supplémentaire pendant la période périopératoire. Un tampon de gaze de vaseline est placé par voie intranasale et une attelle interne est retirée le premier jour postopératoire.

## Séquence chirurgicale pour la rhinoplastie externe

La séquence générale est la suivante

1. Anesthésie locale

2. Incisions marginales bilatérales

3. Incision colonnaire

4. Squelettisation des cartilages latéraux supérieurs et inférieurs et du dos du nez

5. Réduction dorsale

6. Division en dôme si l'accès au septum est nécessaire pour une septoplastie ou un prélèvement de greffe

7. Septoplastie (si nécessaire)

8. Réduction des turbines

9. Ostéotomies nasales latérales

10. Modification de la pointe (c'est-à-dire, bandes céphaliques/greffe de cartilage / techniques de suture)

11. Modification de la base d'Alar

12. Fermeture, scotchage et attelle

**Anesthésie**

Une anesthésie appropriée du nez est importante pour assurer une distorsion minimale des tissus ainsi qu'une hémostase adéquate. Avant d'injecter dans le nez, des coton-outils ou des applicateurs à embout de coton imbibés de cocaïne ou d'oxymétazoline à 4 % sont placés dans chaque narine pour resserrer les muqueuses des cornets. Si l'intervention est effectuée sous anesthésie générale, l'oxymétazoline est suffisante. Trois cotons-tiges sont placés dans chaque narine : un le long du turbin central, un le long de la voûte nasale supérieure et un le long de la cloison inféromédiale.

L'anesthésie locale est réalisée avec 2 % de lidocaïne et 1/100 000 d'épinéphrine. Lors d'une rhinoplastie endonasale, les zones suivantes sont injectées :

- 0,5 cc déposé à la jonction de chaque cartilage latéral supérieur et inférieur

(zone intercartilagineuse)

- 0,5 cc déposé dans la région de chaque incision marginale

- 3 cc le long des os nasaux dorsaux et latéraux du nez (embrassant le périoste)

- 1 cc le long de la cloison nasale

- 0,5 cc à chaque base d'alarme

- 1 cc à chaque nerf sous-orbitaire

- 1 cc à l'extrémité du nez

Pour une rhinoplastie externe, la zone supplémentaire suivante est injectée :

- 1 cc à la columelle

**Incision marginale bilatérale**

Cette incision est parallèle aux bords caudal des cartilages latéraux inférieurs. Dans une rhinoplastie ouverte, cette incision est combinée à une incision transcolumellaire afin d'accéder au cartilage latéral inférieur et au dos du nez. Lors d'une incision marginale, que ce soit pour une approche ouverte ou pour délivrer le cartilage latéral inférieur, la zone la plus critique se situe au niveau du triangle mou. Si l'incision marginale est trop proche du bord de la narine dans cette zone, du tissu cicatriciel peut se former et effacer la concavité qui définit le triangle mou. L'incision doit suivre de près l'aspect caudal du cartilage latéral inférieur pour éviter cette complication. L'incision marginale ne perturbe aucun des mécanismes de soutien de la pointe.

**Incision colonnaire**

L'indication la plus courante d'une incision transcolumellaire est la rhinoplastie externe, et elle se présente généralement sous la forme d'un W ou d'un V inversé placé juste au-dessus des pieds de la crura médiale (mi-columellaire). Une incision transcolumellaire peut être orientée verticalement ou horizontalement. Une incision verticale dans la moyenne colonne est utile pour la mise en place directe de greffons columellaires. Elle guérit très bien et laisse une cicatrice insignifiante. Plusieurs types d'incisions transcolomellaires orientées horizontalement peuvent être utilisées pour aborder la cloison nasale et les cartilages nasaux. La combinaison de l'incision transcolomellaire avec les incisions marginales permet d'accéder à tous les éléments structurels.

**Squelettisation des cartilages latéraux supérieurs et inférieurs et du dos du nez**

Bande complète

Les crêtes latérales sont souvent modifiées lors de la chirurgie de la pointe du nez pour corriger des déformations ou augmenter la définition de la pointe. La technique de la bandelette complète permet de retirer une partie du bord céphalique du cartilage latéral inférieur (parties intermédiaire et latérale), laissant une bandelette complète de cartilage intacte latéralement. Elle permet de réduire la plénitude du supratip en supprimant la zone de défilement du cartilage latéral inférieur, de rétrécir la pointe au niveau du dôme et de créer une rotation de la pointe. La préservation d'une bande adéquate est essentielle pour prévenir les complications postopératoires, notamment une cicatrisation asymétrique, une entaille d'alarme et une rotation céphalique imprévisible. *La* correction des cartilages asymétriques nécessite souvent une technique d'accouchement ou une approche de rhinoplastie externe. Cette approche est idéale pour les patients présentant une pointe nasale légèrement asymétrique et une crête latérale irrégulière qui nécessitent un affinement et une rotation de la pointe.

**Bandeau**

L'incision cartilagineuse qui produit une bande de rebord s'étend de près du dôme à travers les croûtes latérales, en coupant postérieurement son bord caudal. Cette procédure entraîne des changements plus prononcés dans la rotation de la pointe et la réduction du volume. L'incision est parallèle au bord de la narine, laissant un grand îlot de croûtes latérales à réséquer en super-olfaction. Il en résulte un grand vide structurel entre la bande de bordure et le cartilage latéral supérieur caudal. Elle est généralement réalisée par une approche d'accouchement. L'ablation d'une plus grande quantité de cartilage près du dôme produit une rotation céphalique plus importante, tandis que l'ablation d'une plus grande quantité de cartilage à l'arrière produit un rétrodéplacement plus important de la pointe. Cependant, le degré de rétropulsion de la pointe et de rotation céphalique est souvent imprévisible et les problèmes d'encoches et d'irrégularités du bord de l'alarme sont fréquents. Un ruban de jante est rarement utilisé, sauf dans les cas nécessitant un débullage de la cicatrice pour corriger une déformation grave du pollybeak ou chez les patients à la peau épaisse qui nécessitent une rotation céphalique marquée.

**Bande interrompue**

Goldman a décrit la division verticale en dôme il y a plus de 40 ans. Il a souligné l'utilisation de la crête médiale pour augmenter la projection de la pointe et rétrécir la pointe nasale en recrutant du cartilage dans la crête latérale. La technique implique une opération complète de la crête latérale juste à côté du dôme, y compris la muqueuse vestibulaire sous-jacente, l'enlèvement du tissu conjonctif intermédiaire entre la crête médiale et la suture de la crête médiale et des restes de la crête latérale associés ensemble dans la ligne médiane pour former une entretoise de cartilage en saillie sous le lobule de la pointe. Les crêtes latérales ne doivent pas être divisées à plus de 3 mm latéralement par rapport au dôme anatomique. Cette manœuvre entraînera une rotation importante de la pointe céphalique tout en évitant une cicatrisation asymétrique et une contracture de la cicatrice sur les zones médianes plus vulnérables. Les problèmes sont les suivants : emprunt trop important de la crête latérale, ce qui créera un aspect pincé de la pointe nasale ; cicatrisation imprévisible, entraînant souvent une pointe asymétrique, des bosses cartilagineuses ; encochage d'alarme ; et rotation céphalique prononcée indésirable de la pointe.

**Réduction dorsale**

Prendre la bosse - Une bosse nasale est généralement le résultat d'une convexité importante impliquant à la fois les voûtes osseuses inférieures et les voûtes cartilagineuses supérieures. L'ostéotome est ensuite inséré contre les os nasaux caudales le long de la ligne d'excision du cartilage. L'ostéotome est avancé à travers les deux os nasaux et est dévié vers l'avant par l'épaississement progressif des os nasaux, se désengageant généralement au niveau de la ligne intercanthale. La bosse est ainsi retirée. Une fois la bosse enlevée, le nez est dégagé pour révéler les bords libres des os nasaux, la plaque ethmoïde perpendiculaire, les cartilages latéraux supérieurs et le cartilage quadrilatéral.

Des améliorations à la méthode classique d'élimination des bosses ont été signalées depuis la description originale de Joseph en 1931. L'ablation de la bosse extra-muqueuse est couramment utilisée aujourd'hui pour préserver l'intégrité de la muqueuse dans la voûte nasale supérieure. Cette technique implique une division dorsale nette des cartilages latéraux supérieurs à partir de la cloison dorsale et une dissection minutieuse de la muqueuse sous-jacente à l'écart de la zone proposée pour l'excision du cartilage. Le cartilage du quadrilatère dorsal est excisé selon les besoins, puis la pyramide osseuse est réduite de manière appropriée à l'aide d'une râpe ou d'un ostéotome.

Cottle a décrit en 1954 une technique d'épargne des muqueuses consistant à "pousser" la bosse après des ostéotomies intermédiaires et latérales et l'excision d'une bandelette céphalodorsale du septum.

En 1966, Skoog a décrit une technique pour restaurer le toit du nez et éliminer les bords tranchants des os nasaux ostéotomisés en remplaçant les composants ostéocartilagineux intacts de la bosse. La bosse, une fois enlevée, est coupée, redressée et remplacée par une greffe libre. Ce concept est utile car il peut parfois être nécessaire de remplacer une partie d'une bosse excisée suite à une application trop agressive de la méthode classique.

À l'issue de l'ablation de la bosse, il convient de procéder à un test au doigt. Il s'agit de placer un index à la base de la columelle et d'exercer une pression inférieure vers la colonne nasale. Si l'angle du septum devient visible lors de la pression, il y a une possibilité d'un pollybeak postopératoire. Une résection plus poussée de l'angle septal, du dos septal ou des deux doit être envisagée.

**Ostéotomies et rétrécissement du tronc nasal**

Une ostéotomie peut être réalisée à l'aide de divers ostéotomes, de scies ou d'instruments motorisés. Les ostéotomes courbes ou droits, gardés ou non, sont les plus fréquemment utilisés.

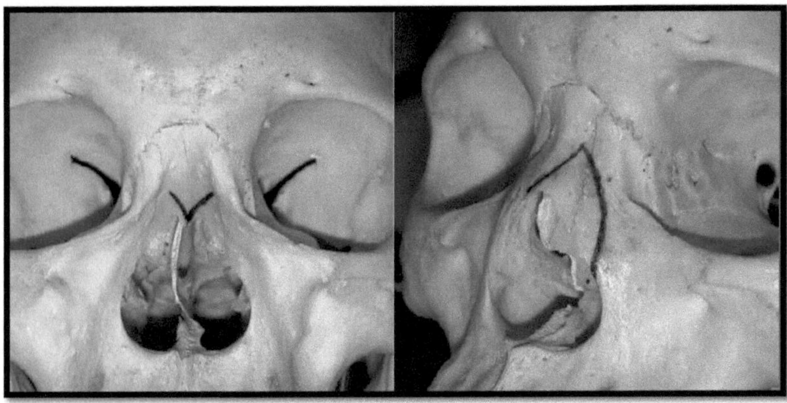

L'ostéotomie nasale latérale peut être effectuée à différents niveaux. Elle commence généralement au bas du bord piriforme et peut se terminer soit haut soit bas dans sa relation avec les os nasaux. L'ostéotomie est donc souvent appelée ostéotomie basse à basse ou ostéotomie basse à haute. Ces ostéotomies peuvent être réalisées par une technique interne ou externe. On privilégie une dissection périostée limitée afin de soutenir les os nasaux. Les ostéotomies nasales latérales ne sont pas toujours nécessaires pour fermer une déformation en toit ouvert après réduction de la bosse dorsale.

Une ostéotomie latérale peut être effectuée par une approche intranasale ou transcutanée.

L'approche intranasale est plus populaire et consiste à pratiquer une incision au couteau dans l'ouverture piriforme du vestibule nasal pour permettre l'insertion et l'avancement d'un ostéotome de 2 à 4 mm protégé. L'ostéotomie est continue, coupant à travers l'os et le périoste. Bien que la garde soit tournée vers l'intérieur, on observe dans la plupart des cas une lésion et une déchirure des muqueuses.

La technique transcutanée consiste à créer une incision au couteau le long du sillon naso-facial au niveau du bord infra-orbitaire. Un ostéotome non protégé de 2 mm est inséré et l'os et le périoste sont perforés en des points non contigus très rapprochés le long du sillon naso-facial.

L'approche transcutanée présente plusieurs avantages par rapport à l'approche intranasale, notamment que la muqueuse intranasale est rarement blessée, que les segments de la fracture sont plus stables puisque le périoste n'est pas complètement perturbé, qu'il y a moins d'échymoses et d'œdèmes, que la précision est plus grande et qu'il est plus facile de créer une ostéotomie contrôlée le long de la racine nasale. Le principal inconvénient de l'approche transcutanée est la cicatrisation cutanée évidente, mais elle est peu fréquente.


**Ostéotomie médiale**

Les ostéotomies médianes sont des coupes osseuses le long de chaque côté de la plaque perpendiculaire de l'ethmoïde sur environ deux tiers de la longueur des os nasaux. Si des ostéotomies médianes sont prévues, elles sont toujours réalisées avant les autres ostéotomies prévues. Un ostéotome droit de 5 mm est introduit entre le bord céphalique médian du cartilage supérieur latéral ipsilatéral et la cloison dorsale et avancé à travers l'os nasal ipsilatéral. Au niveau du canthus, l'ostéotome est dirigé latéralement pour rejoindre l'ostéotomie latérale précédente (ou à créer). Cette extension latérale de l'ostéotomie médiane a été appelée ostéotomie oblique, mais il ne s'agit que de l'extension supérieure d'une ostéotomie médiane, comme indiqué précédemment. Le site

Le côté opposé est réalisé de manière identique en laissant une portion longitudinale médiane de 2 mm de large de l'os nasal soutenue par la plaque perpendiculaire sous-jacente de l'ethmoïde. Les ostéotomies médianes sont généralement utiles dans trois situations : pour créer une libération de la ligne médiane des os nasaux afin de permettre une fracture après des ostéotomies latérales en l'absence d'un toit ouvert, pour permettre une élimination plus contrôlée de la bosse osseuse dorsale dans une rhinoplastie ouverte, et pour compléter la libération des os nasaux par voie céphalique afin de permettre une infracture en présence d'un toit ouvert et d'ostéotomies latérales. Il est également utilisé dans les cas où l'ablation de la bosse osseuse n'a pas été effectuée par un ostéotome pointu mais par râpage. Le râpage permet de lisser le dos et d'enlever la bosse, mais ne crée généralement pas un toit ouvert. L'ostéotomie médiale est utilisée pour compléter la procédure et créer le toit ouvert nécessaire pour que l'infrastructure des os nasaux puisse être réalisée après les ostéotomies latérales. Si l'intervention est mal réalisée, la plaque perpendiculaire de l'ethmoïde peut être fracturée et disloquée, ce qui peut entraîner une déformation immédiate de la selle. Il convient de corriger immédiatement cette déformation par une greffe ou une attelle.

**Ostéotomie intermédiaire**

Une ostéotomie intermédiaire est effectuée de la même manière qu'une ostéotomie latérale. Elle est utilisée lorsqu'il existe une fracture nasale antérieure et que des parties de l'os nasal fracturé sont anormalement positionnées, lorsqu'une déformation du basculement s'est produite lors d'une ostéotomie latérale, ou en présence de cornes nasales qui sont des protubérances de l'os nasal dans la partie médiane de l'os. Si le râpage n'efface pas la corne, une ostéotomie intermédiaire est utile. Cette ostéotomie est utilisée conjointement avec les deux autres et ne doit pas être utilisée comme seul moyen d'infracture du nez.

**Division en dôme si l'accès au septum est nécessaire pour une septoplastie ou un prélèvement de greffe**

Goldman a décrit la division verticale en dôme il y a plus de 40 ans. Il a souligné l'utilisation de la crête médiale pour augmenter la projection de la pointe et rétrécir la pointe nasale en recrutant le cartilage de la crête latérale. La technique implique une opération complète de la crête latérale juste à côté du dôme, y compris la muqueuse vestibulaire sous-jacente, l'enlèvement du tissu conjonctif intermédiaire entre la crête médiale et la suture de la crête médiale et des restes de la crête latérale associés ensemble dans la ligne médiane pour former une entretoise de cartilage en saillie sous le lobule de la pointe. Cette procédure peut être utilisée en toute sécurité chez les patients ayant une peau relativement épaisse dans laquelle les bords coupés du cartilage seront adéquatement camouflés. Les croûtes latérales doivent être divisées à 3 mm maximum du côté du dôme anatomique. Cette manœuvre entraînera une rotation importante de la pointe céphalique tout en évitant une cicatrisation asymétrique et une contracture de la cicatrice sur les zones médianes plus vulnérables. Les problèmes sont les suivants : emprunt trop important de la crête latérale, ce qui créera un aspect pincé de la pointe nasale ; cicatrisation imprévisible, entraînant souvent une pointe asymétrique, des bosses cartilagineuses ; encochage d'alarme ; et rotation céphalique prononcée indésirable de la pointe. L'utilisation systématique de cette procédure pour augmenter la projection et rétrécir la pointe du nez a été abandonnée.

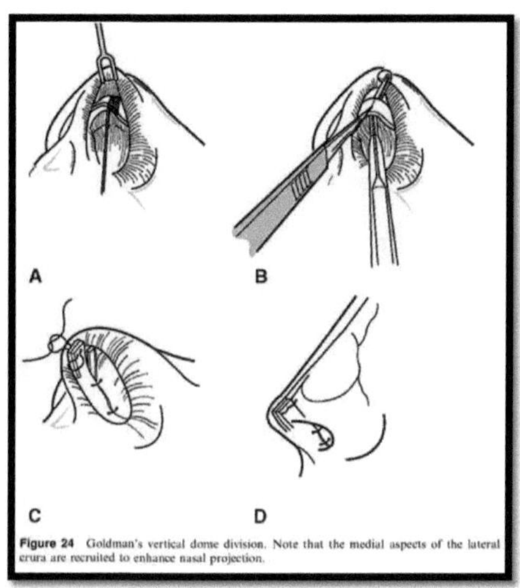

**Figure 24** Goldman's vertical dome division. Note that the medial aspects of the lateral crura are recruited to enhance nasal projection.

**Septoplastie (si nécessaire)**

Dans la chirurgie de rhinoplastie, il y a plusieurs raisons d'accéder à la cloison nasale :

    (1) Pour corriger l'obstruction du flux d'air nasal

    (2) Aider à la correction des asymétries

    (3) Récolter du cartilage pour le greffage des pointes.

L'accès à la cloison nasale dans une approche endonasale se fait par une incision de transfixion partielle, qui est reliée à des incisions intercartilagineuses bilatérales. L'incision de transfixion partielle peut être étendue au plancher nasal du côté où la septoplastie doit être effectuée. Une fois les incisions terminées, l'aspect caudal de la cloison nasale est exposé en disséquant le mucoperichondrium d'un côté. Au départ, la dissection est faite avec un non. 15 ou des ciseaux pour exposer une partie de la cloison nasale. Le périchondrium est légèrement entaillé à l'aide d'une lame no. La lame n° 15 permet de développer un plan entre le périchondre et la cloison nasale. Une fois que ce plan de dissection est lancé, un élévateur Freer ou Cottle peut être utilisé pour compléter l'enveloppe septale.

Une fois que le septum est exposé, il peut être traité de quatre façons :

(1) Résection

(2) Morcellement

(3) Transsection segmentaire

(4) Volets de porte battante

La résection sous-muqueuse permet de prélever une partie importante du cartilage pour le greffer. Au moins 1 cm doit être maintenu en haut et en avant dans une configuration en forme de L pour soutenir le nez. Pour réséquer le cartilage, on utilise un élévateur de Cottle pour couper le cartilage.

Les ciseaux de Fomon peuvent être utilisés pour faire les coupes supérieures et inférieures à travers la cloison osseuse. Le cartilage peut également être retiré à l'aide d'une lame pivotante Ballenger. Si aucun cartilage n'est nécessaire pour la rhinoplastie, le cartilage réséqué peut être morcelé et remplacé. La morsure peut être effectuée in situ. Une autre technique pour aligner le septum consiste à effectuer une section segmentaire. Dans cette technique, le mucoperichondrium est élevé d'un côté du septum. Croisement avec un non. 15 est effectuée pour affaiblir le cartilage. Le mucoperichondrium de l'autre côté de la cloison nasale sert de support. Des sutures de matelas intestinal 4-0 peuvent être positionnées à travers le septum pour faciliter le réalignement. Une attelle septale est placée pendant une semaine. Enfin, un volet de type porte battante peut être utilisé pour repositionner un grand segment de cartilage plat mal angulé.

**Réduction des turbines**

Le tiers antérieur (tête) du turbin inférieur est un composant important de la zone de la valve nasale qui doit être pris en compte dans le diagnostic et le traitement de l'obstruction nasale de la rhinoplastie de base. La réduction du turbinate peut être obtenue par une prise en charge médicale ou par diverses formes de chirurgie. La prise en charge médicale doit être tentée avant toute forme de traitement chirurgical. Les modalités pharmacologiques à long terme comprennent les stéroïdes inhalés, les stéroïdes injectés, les anticholinergiques et le cromolyn-sodium. Les avantages relatifs de ces traitements ne sont pas clairs, mais pour les patients souffrant d'allergie et d'hypertrophie des turbines non liée à une allergie, les stéroïdes inhalés peuvent être efficaces. L'injection de stéroïdes turbinés est également efficace mais peut ne durer que quelques mois. Les patients dont l'état ne répond pas à ces thérapies médicales sont candidats à une intervention chirurgicale comprenant diverses procédures mécaniques (exérèse des turbines), destructrices sous-muqueuses (électrocautérisation, cryochirurgie ou radiofréquence) ou une résection des turbines (sous-muqueuse, partielle ou totale). Les complications associées à la gestion chirurgicale comprennent les hémorragies, les croûtes nasales prolongées et la rhinite atrophique. Les modalités chirurgicales moins agressives, y compris les procédures destructrices mécaniques et sous-muqueuses, sont moins sujettes aux complications mais peuvent ne pas entraîner une régression permanente des turbines. La résection sous-muqueuse est souvent considérée comme agressive, mais elle offre les meilleures chances de réduire les turbinates à long terme tout en minimisant l'apparition d'hémorragies, de croûtes nasales et de rhinites atrophiques. La méthode consiste à créer une incision le long du bord inférieur du turbin et à retirer la majorité de l'os et des glandes du turbin tout en préservant la couverture muqueuse. Seule la moitié antérieure à un tiers du turbin doit être traitée, car seule cette partie se trouve dans la zone de la valve nasale.

**Ostéotomies nasales latérales**

L'ostéotomie nasale latérale peut être effectuée à différents niveaux. Elle commence généralement au bas du bord piriforme et peut se terminer soit haut soit bas dans sa relation avec les os nasaux. L'ostéotomie est donc souvent appelée ostéotomie basse à basse ou ostéotomie basse à haute. Ces ostéotomies peuvent être réalisées par une technique interne ou externe. On privilégie une dissection périostée limitée afin de soutenir les os nasaux. Les ostéotomies nasales latérales ne sont pas toujours nécessaires pour fermer une déformation en toit ouvert après réduction de la bosse dorsale.

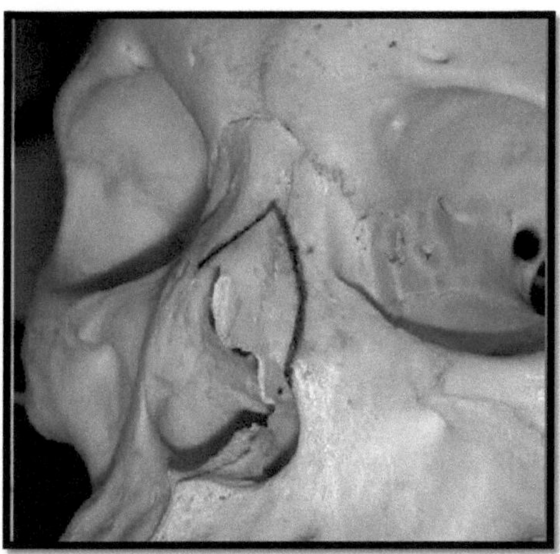

**Modification de la pointe (c'est-à-dire bandes céphaliques/greffes de cartilage / techniques de suture)**

Certaines procédures chirurgicales peuvent affecter le support des pointes. Par exemple, une incision de transfixion complète va perturber les attaches fibreuses de la cloison caudale à la crête médiale, laissant ainsi peu de soutien pour la pointe du nez. Des techniques de suture et des greffes de tiges cartilagineuses peuvent être nécessaires pour rétablir le soutien si cette incision est pratiquée.

Les incisions intercartilagineuses, utiles pour accéder au dos du nez, interrompent les connexions ligamentaires des cartilages latéraux supérieurs et inférieurs. Cela peut entraîner une rotation de la pointe céphalique, qui peut être souhaitable ou non. Une procédure de bandelette céphalique crée une perturbation et une rotation encore plus importantes des cartilages latéraux inférieurs. Le plus souvent, la rhinoplastie de la pointe est conçue pour affiner et diminuer le lobule de la pointe tout en maintenant, voire en augmentant, la rotation et la *projection*. Le support cartilagineux de la pointe nasale est souvent décrit en termes de concept de trépied. La crête médiane des deux cartilages latéraux inférieurs forme ensemble une entretoise du trépied, et chacune des crêtes latérales des cartilages latéraux inférieurs forme une entretoise. En raccourcissant ou en allongeant sélectivement l'une de ces entretoises, la position de la pointe peut être modifiée. Les modifications de la position de la pointe sont considérées en termes de projection et de rotation.

Les techniques de greffe pour augmenter la projection sont les suivantes :

1. Colonne de support : Cette technique consiste à placer une tige de cartilage septal entre les pieds de la crête médiane et à l'appuyer contre la colonne nasale. Les crêtes médianes sont surélevées par des crochets à double peau et le cartilage est suturé à la crête médiane par des sutures de matelas. Cette méthode ne permet d'augmenter qu'une faible partie de la projection de la pointe.

2. Greffon de Peck : Il s'agit d'une greffe d'onlay dans la région de la pointe nasale. Des couches de cartilage sont placées dans la région du domus pour augmenter la projection. Le greffon est constitué de cartilage conchal ou septal. Le cartilage est fixé au dôme par des sutures. Cette technique permet d'augmenter la projection de 2 à 6 mm.

3. Greffe de parapluie : Cette technique implique la création d'une structure cartilagineuse qui ressemble à l'apparence d'un parapluie. Elle est utile lorsque la projection de la pointe et le soutien de la crête médiane faible sont tous deux nécessaires. La greffe de parapluie est construite à partir de cartilage de la cloison, de l'oreille ou de la côte prélevé. Il est ensuite suturé en position de sorte que la "poignée" du parapluie se trouve entre la crête médiane et la "voilure" du parapluie repose au sommet du dôme.

4. Greffe de bouclier : Cette greffe a été décrite pour la première fois par Sheen. Un morceau de cartilage septal est façonné pour former une configuration trapézoïdale mesurant 6 à 8 mm en haut et 5 mm en bas. Le greffon mesure généralement 10 à 12 mm de long et est biseauté de manière à ce que les coins soient émoussés. Le greffon est placé dans une poche par une approche endonasale ou suturé en position par une approche ouverte.

Les méthodes permettant de réduire la projection sont les suivantes :

1. Incision de transfixion complète : Comme indiqué ci-dessus, une incision de transfixion complète diminue le soutien de la pointe. Les incisions intercartilagineuses ou les bandes céphaliques affaiblissent également le support de la pointe mais augmentent la rotation de la pointe.

2. Abaisser l'angle septal : Si la cloison nasale apporte un soutien important à la pointe du nez, l'angle du septum doit être abaissé. Cela se fait par l'excision d'une partie de la cloison caudale. De plus, la crête médiane peut être séparée de la cloison caudale pour diminuer la projection.

3. Excision crurale : Pour réduire considérablement la projection de la pointe, il peut être nécessaire de sectionner la crête médiale et latérale, de la recouvrir et de la suturer dans une nouvelle position avec moins de projection. Cette technique permet de conserver la forme naturelle de la pointe au niveau des dômes. Il est possible d'exciser

un segment de cartilage dans les dômes et de les suturer à nouveau ensemble, mais cela modifiera la forme de la pointe du nez.

**Rotation de la pointe -Augmenter la rotation de la** pointe

La compréhension du concept de trépied et des mécanismes de support de la pointe est une méthode importante à utiliser pour augmenter la rotation de la pointe.

1. Enlèvement de la bosse dorsale : Une façon subtile d'augmenter la rotation de la pointe est de réduire une bosse dorsale si elle est présente.

2. Résection du septum caudal : un petit morceau triangulaire du septum caudal peut être enlevé. La base de cette forme triangulaire se trouve au niveau du dos du nez.

3. Bandes céphaliques des cartilages latéraux inférieurs : Une bande complète de cartilage céphalique provenant des cartilages latéraux inférieurs entraîne une rotation accrue de la pointe. Même une incision intercartilagineuse entraînera une certaine rotation de la pointe.

4. Raccourcir la crura latérale

5. Greffe de bouclier : Une greffe de bouclier donne l'illusion d'une rotation accrue de la pointe.

6. Augmentation du prémaxillaire : le placement de cartilage ou de PTFEe dans la région du prémaxillaire sous la colonne nasale antérieure donnera également l'illusion d'une rotation accrue de la pointe.


**Rotation décroissante de la pointe - La rotation** décroissante de la pointe se fait par deux méthodes :

1. Coupez la cloison caudale près de la colonne nasale antérieure

2. Augmenter le dorsum nasal : cela crée l'illusion d'une diminution de la rotation de la pointe.

**Modification de la base d'Alar**

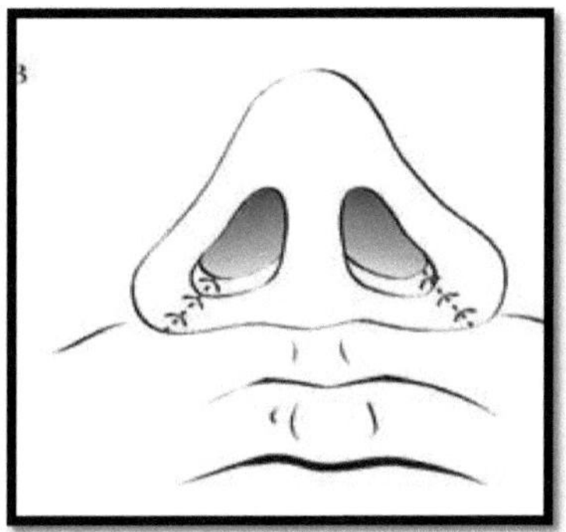

La base de l'alarme doit se rapprocher de la distance intercanalitale et ne pas dépasser 1 à 2 mm de largeur. La modification de l'alarme est souvent envisagée dans les cas où le nez doit être déprojeté ou pour équilibrer l'anatomie dans certains types ethniques. L'intervention est réalisée par l'excision d'un petit coin de muqueuse vestibulaire et de peau. L'angulation peut être ajustée de manière à ce qu'une plus grande réduction de la Le périmètre de l'ala est réduit et seule une réduction limitée du périmètre interne est effectuée. L'excision doit être conservatrice et sera rarement supérieure à 3 mm de largeur.

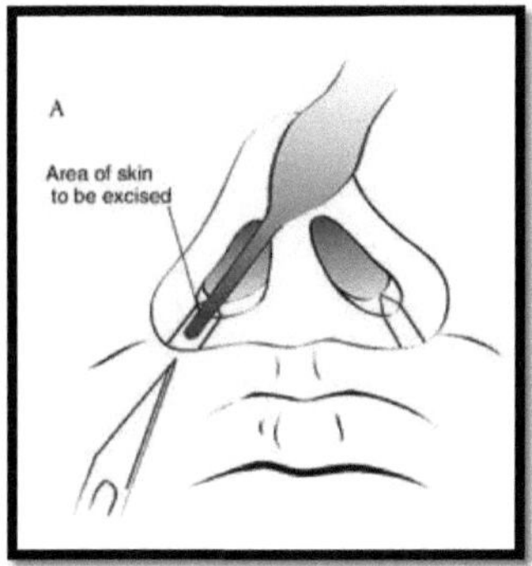


**Fermeture, enregistrement et mise en place d'une attelle**

L'aspect final de la procédure est le redrapage soigneux de la peau, le contour extérieur et le modelage. Les lambeaux de muqueuse septale sont fermés à l'aide de sutures intestinales chromiques 5-0 interrompues. L'incision infra-cartilagineuse est également fermée par des sutures intestinales chromiques 5-0 interrompues.

Pour éviter une déformation en escalier de la columelle, il faut fermer minutieusement l'incision transcolumellaire avec des sutures interrompues au Prolène 6-0. Le dos du nez est relié à l'aide d'une attelle avec des Steri-strips entre les joues. Une attelle en thermoplastique peut également être fabriquée pour un soutien externe supplémentaire pendant la période périopératoire. Un tampon de gaze de vaseline est placé par voie intranasale comme une attelle interne retirée lors du premier examen postopératoire.

# INSTRUMENTS DE RHINOPLASTIE

1. **Ciseaux à dissection tmrohrich à tranchant rasoir :** Ciseaux à dissection ultra-tranchants couramment utilisés en rhinoplastie pour l'exposition et la dissection des cartilages d'alarme. Bords extérieurs semi-tranchants pour une dissection étendue. Les pointes très pointues permettent une précision accrue. Micro-dentelures sur une lame pour réduire le glissement des tissus.

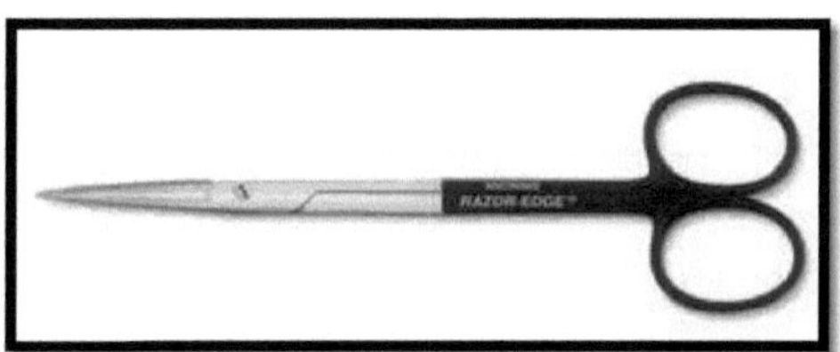

2. **Ciseaux nasaux :** Ciseaux ultra pointus couramment utilisés en rhinoplastie pour abaisser le cartilage latéral supérieur. Les lames sont semi-tranchantes sur les bords extérieurs pour permettre une dissection étendue. Micro-dentelure sur une lame pour réduire le glissement des tissus.

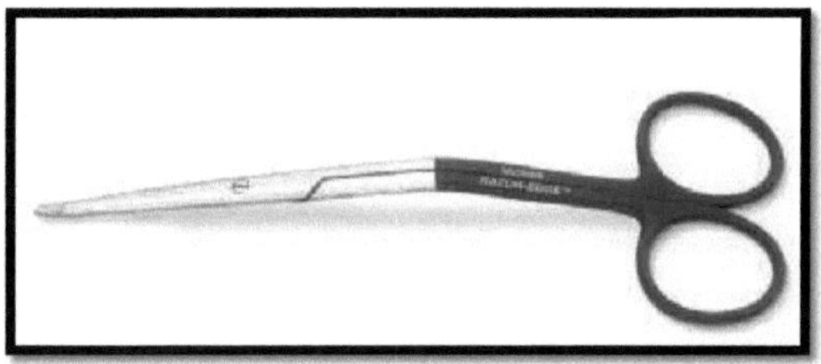

3. **Ciseaux Iris :** Lames ultra tranchantes pour une coupe nette et précise des tissus mous. Micro-dentelures sur une lame pour réduire le glissement des tissus.

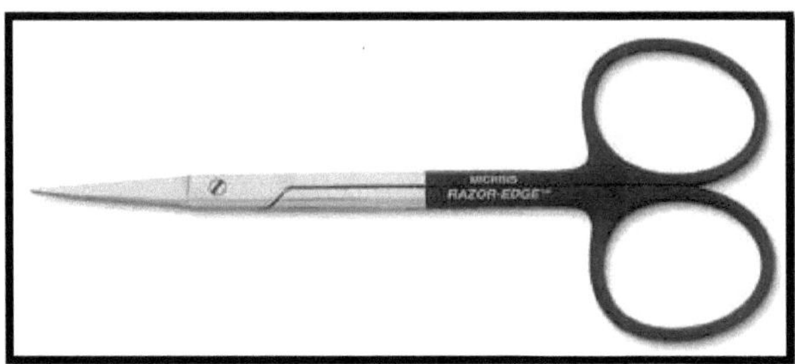

4. **Ostéotome :** Utilisé couramment en rhinoplastie pour les ostéotomies latérales. Peut être utilisé par voie percutanée ou intranasale. Arête de coupe extrêmement tranchante pour une grande précision avec un traumatisme minimal des tissus mous.

## 5) Écarteur nasal

La conception polyvalente de la poignée de précision de l'écarteur permet de multiples utilisations en rhinoplastie et autres opérations de chirurgie plastique.

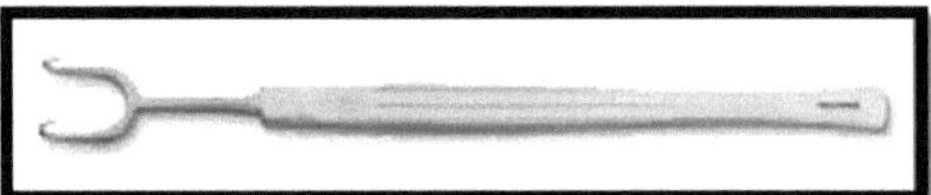

## 6) Ascenseur

La poignée de précision polyvalente de l'élévateur périostéal permet d'élever facilement les tissus mous pendant la rhinoplastie. Les bords extérieurs semi-tranchants facilitent la dissection.

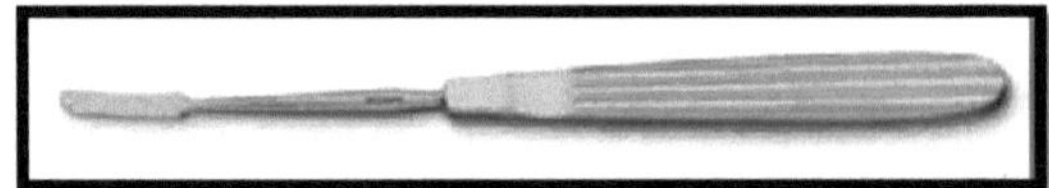

**7) Ascenseur du septal**

Poignée de précision pour faciliter l'élévation du délicat périoste septal et du périchondrium pendant la rhinoplastie. Les bords semi-tranchants facilitent l'élévation.

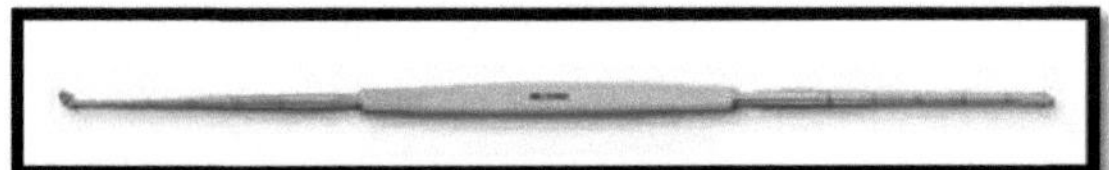

**8) Crochet de peau, double**

Double crochet utile dans les multiples procédures de chirurgie plastique. Poignée de précision pour une manipulation aisée des tissus mous.

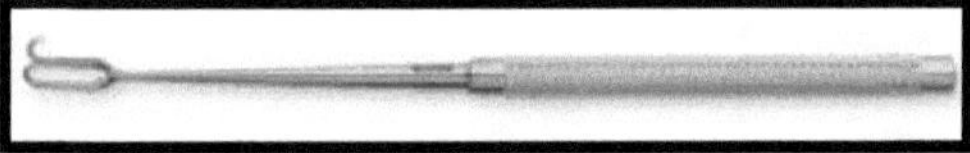

**9) Crochet de peau, simple**

Poignée de précision pour une manipulation aisée des tissus mous. Utile dans de multiples procédures de chirurgie plastique.

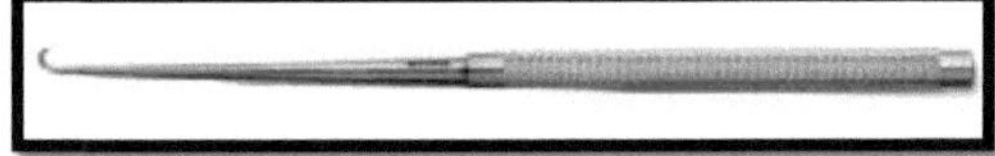

**10) Grille de stabilisation des greffes**

Planche de greffe perforée avec des marques au millimètre. Les perforations de la planche à greffer permettent de stabiliser la greffe à la surface en la perçant avec des aiguilles de calibre 23 ou moins. Les marques millimétriques permettent de mesurer et de tracer des contours avec précision.

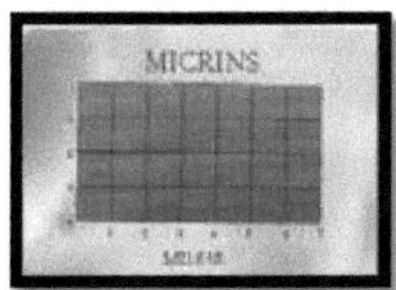

## 11) Porte-aiguille, carbure de tungstène

Porte-aiguille polyvalent pour de nombreuses interventions de chirurgie plastique. Mâchoires en carbure de tungstène pour tenir l'aiguille fermement. Anneaux de doigts noirs pour une identification facile.

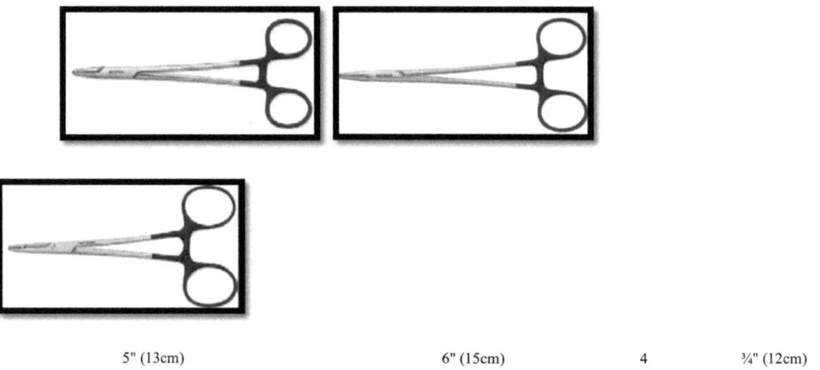

5" (13cm)                                6" (15cm)                4                ¾" (12cm)

## 12) ADSON Pinces à pansements

Pince en acier inoxydable couramment utilisée pour saisir les pansements et les sutures. Des mâchoires croisées peuvent être utilisées pour retirer des sutures délicates.

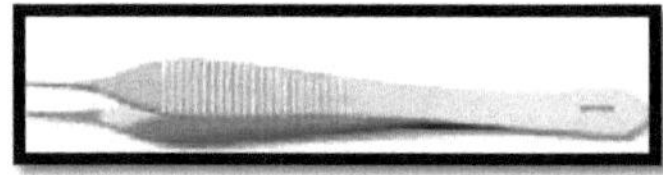

## 13) Pince à douilles, baïonnette, carbure de tungstène

Le carbure de tungstène réduit le glissement des tissus. Conception à baïonnette pour une meilleure visibilité.

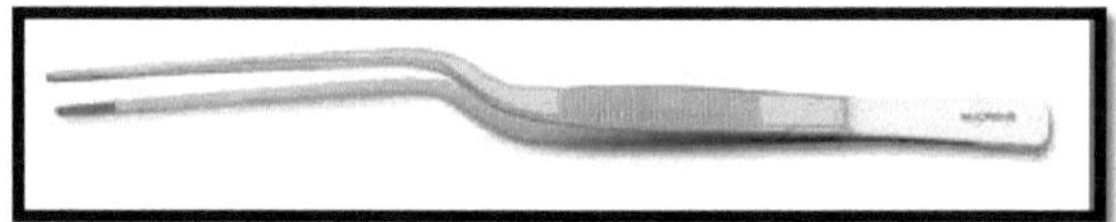

### 14) FOMON Râpes, à deux bouts

Conçu pour faciliter l'ablation de la bosse dorsale lors d'une rhinoplastie. La conception à double extrémité permet d'obtenir deux grains différents. Plaquettes en carbure de tungstène pour des bords tranchants de longue durée.

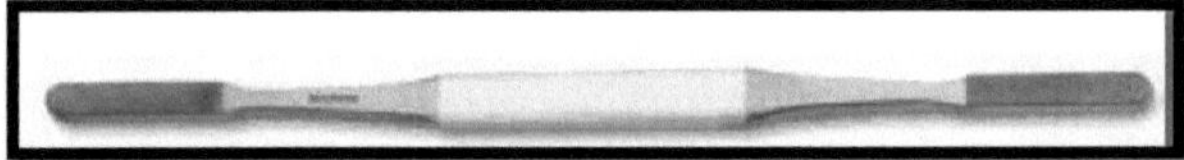

### 15) GORNEY Morselizer, Carbure de tungstène

Utilisé couramment pour morseler le cartilage nasal sans l'enlever. Une des mâchoires a des dents de type pyramidal et l'autre a des dentelures longitudinales. Avec l'aide de la garde, le chirurgien peut soit écraser le cartilage, soit faire des coupes parallèles dans le cartilage pour le replier.

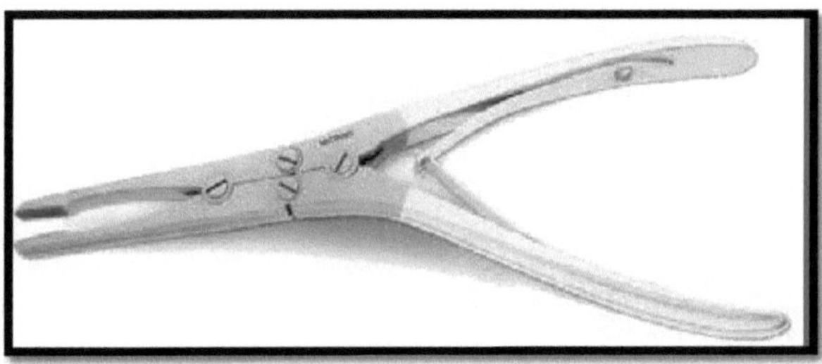

### 16) Concasseur de cartilage de bouteille

Couramment utilisé pour écraser (morseler) le cartilage en rhinoplastie. Le cartilage est placé à l'intérieur de l'auge ; le couvercle est fermé et frappé avec un maillet.

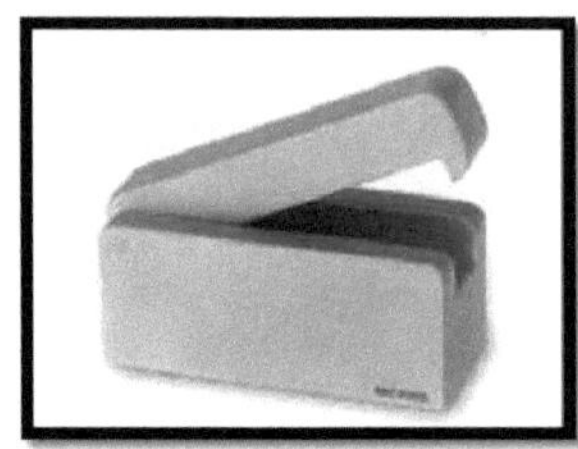

## 17) Écarteur AUFRICHT

Les fines lames du manche profilé permettent une exposition maximale.

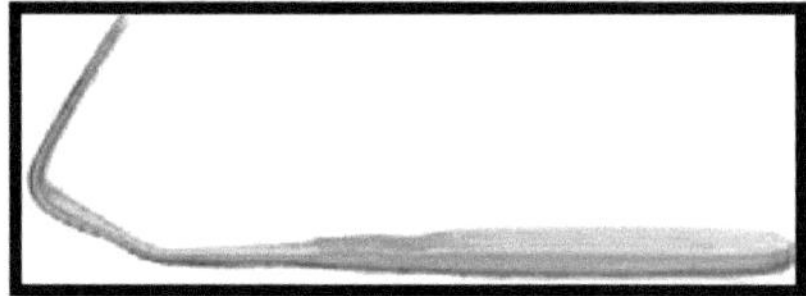

## 18) Spéculum nasal en bouteille

Les lames profilées augmentent l'espace opérationnel. La finition satinée réduit l'éblouissement. Une vis de réglage permet de bloquer les lames dans la position souhaitée.

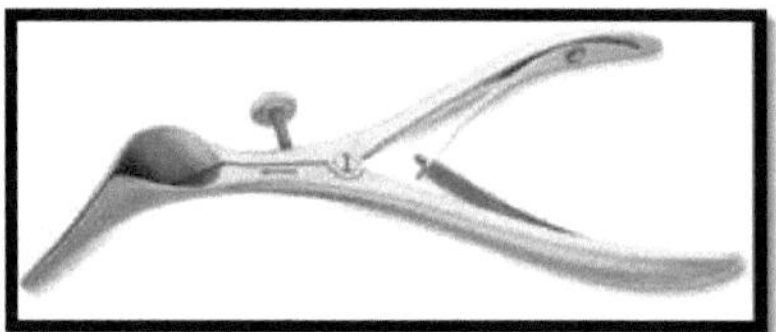

## 19) Spéculum nasal de Killian

Conception à profil bas avec des lames minces. La finition satinée réduit l'éblouissement. Une vis de réglage bloque les lames dans la position souhaitée.

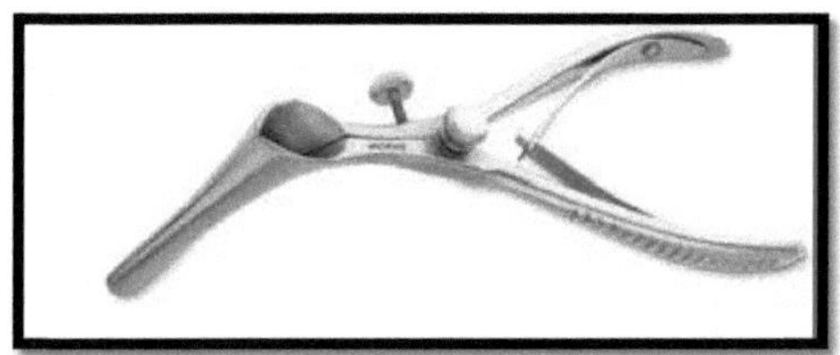

## 20) Le maillet de Mead

Deux têtes en nylon sont remplaçables. Équilibrées pour plus de précision.

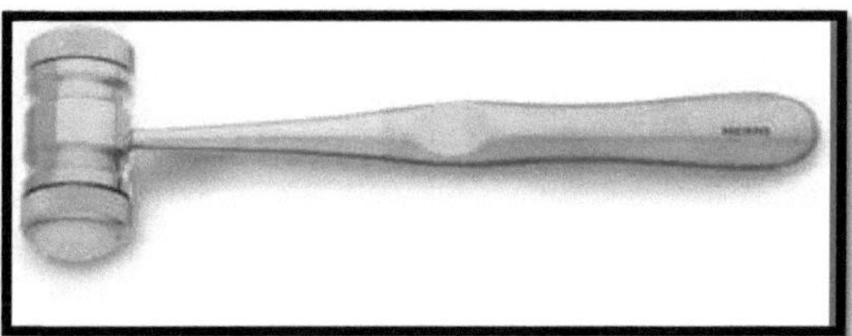

## 21) Ascenseur de Boise

Utilisé couramment en rhinoplastie pour l'élévation et la manipulation des os.

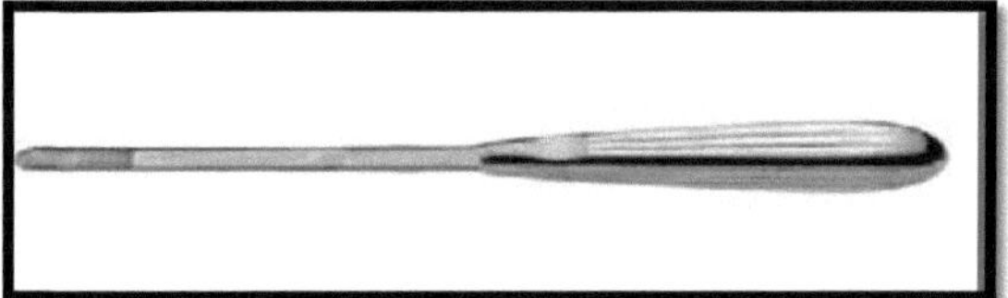

# CHIRURGICAUX SPÉCIAUX

# PROCÉDURES

**Greffes en rhinoplastie**

Avec le balancement du pendule de la rhinoplastie essentiellement fermée à la rhinoplastie à structure ouverte, davantage de greffes et de sutures (points de suture) sont entrées dans la ceinture d'outils du chirurgien rhinoplasticien. L'utilisation de manœuvres réductrices plus conservatrices a remplacé les excisions agressives et imprudentes. Le réarrangement et le remodelage des tissus, avec des sutures, ainsi que l'ajout de greffes de soutien, ont remplacé le simple retrait de tissus. Les greffes de cartilage, les greffes de tissus mous et les manipulations de sutures se sont considérablement développées au cours des dix à quinze dernières années.

Les connaissances acquises grâce à la rhinoplastie à structure ouverte ont été transposées à la technique de rhinoplastie fermée afin d'obtenir un résultat plus prévisible, plus stable et plus durable.. :

*Greffes de montants colonnaires-*

Des greffons de cartilage de ~4mm x 2cm qui se placent entre la crête médiane des cartilages latéraux inférieurs (LLC) et soutiennent la pointe. La taille du greffon peut varier. Le positionnement et la forme peuvent affecter la rotation de la pointe et la projection. De très fortes colonnes peuvent être formées à partir du cartilage des côtes pour permettre la construction de la pointe lors d'une rhinoplastie de révision ou pour les nez très courts et sous-projetés.

*Greffes de plomberie-*

Morceaux de cartilage placés à la jonction naso-labiale, généralement sous une entretoise colonnaire pour "ouvrir" l'angle naso-labial chez les patients présentant un ptotique (pointe nasale tombante)

*Greffes pré-maxillaires-*

Grande feuille de cartilage ou de fascia ou implants placés à la jonction naso-labiale comme base de la base du nez, chez les patients dont les pré-maxilles sont très peu développées. Habituellement utilisé chez les patients hispaniques ou indiens ayant subi une rhinoplastie.

*Greffons de type Shield Tip -*

Greffons de *cartilage de*

différentes formes, largeurs et longueurs placés sur la crête

médiale des lartilages latéraux inférieurs (LLC) et s'étendant jusqu'aux dômes ou même au-dessus. Utilisés pour modifier la pointe et créer de nouveaux et meilleurs points de définition de la pointe. Peut être utilisé pour augmenter la projection si le greffon s'étend au-dessus des dômes des LLC. Peut être utilisé pour créer une pointe plus fine et plus étroite. Peut être utilisé en couches ou en empilement pour désaxer la pointe dans les nez courts et retournés. Les bords doivent être biseautés pour ne pas être visibles à travers la peau. Très couramment utilisé chez les patients ayant subi une rhinoplastie à peau épaisse pour obtenir une meilleure définition de la pointe.

*Greffes de casquettes-*

Petits greffons de forme ovale placés sur les dômes des cartilages latéraux inférieurs ou placés sur la partie supérieure des greffons à pointe de type bouclier pour ajouter de la projection ou de la longueur à la pointe.

*Blocage des greffes*

Petits greffons de cartilage de forme ovale placés sur la partie supérieure arrière d'un greffon de type bouclier étendu pour ajouter du soutien et empêcher l'extrémité supérieure du greffon de bouclier de se plier vers l'arrière. Utilisés dans les cas où des greffons de bouclier étendu sont utilisés et placés au-dessus des dômes de cartilage latéraux inférieurs pour une projection et une longueur accrues.

### Greffons d'Alar

BattenGreffons de cartilage de forme ovale *plus grands*

placés au-dessus ou en dessous de la partie latérale des cartilages latéraux inférieurs et s'étendant jusqu'au-dessus de l'os d'ouverture pyriforme. Utilisés pour soutenir l'ala latéral (narines) et prévenir le pincement ou l'affaissement. Peut être utilisé à des fins esthétiques mais est souvent utilisé à des fins fonctionnelles pour prévenir l'effondrement dynamique de l'ala pendant l'inspiration.

### Greffons d'Alar Strut

Greffes de cartilage rectangulaires placées au-dessus ou au-dessous du segment latéral des cartilages latéraux inférieurs pour leur donner une forme et un soutien. Souvent utilisés pour la reconstruction des LLC en révision Rhinoplastie lorsque les LLC ont été excisées de manière trop agressive. Utilisée également pour plier une LLC latérale convexe en un segment droit plus favorable afin de réduire la bulbosité de la pointe.

### Greffes de bordures

Des greffons de cartilage de ~2mm x 1,5cm placés au niveau des bords de l'alarme pour fournir un soutien et prévenir le pincement ou l'effondrement chez les patients ayant subi une rhinoplastie et dont la peau des narines est fine. Peut être utilisé pour corriger les bords d'alarme peu rétractés. Celles-ci peuvent évaser les narines en vue de base.

Greffes compositesGreffes de cartilage *généralement*

prélevées sur les oreilles avec la peau également fixée au cartilage. Ils sont utilisés pour corriger la sténose vestibulaire ainsi que pour corriger les bords d'alarme modérément à sévèrement rétractés ou entaillés.

### Greffes d'écarteurs

Greffes de cartilage de ~4mm x 2-3cm placées entre les cartilages latéraux supérieurs et le septum dorsal. Greffons très utiles dans la prévention de certaines déformations post-opératoires de la rhinoplastie ainsi que dans la correction lors d'une rhinoplastie de révision. Suturés en place. Les greffons esthétiques écarteurs peuvent être utilisés pour :

Aider à redresser un nez crochuOuvrir une

 voûte centrale pincée et fixer un nez en forme de sablierLonger un nez

 court lorsqu'il est étendu au-delà de la cloison caudale

Prévenir les "déformations en V inversé" après une rhinoplastieCréer de

 belles "lignes esthétiques du bout des sourcils"Les

 greffons à écartement fonctionnel peuvent améliorer la respiration en ouvrant la zone de la valve interne entre le septum dorsal et les cartilages latéraux supérieurs. Ces greffons peuvent créer des nez qui semblent trop larges de face


Greffons en onlayGreffons de *cartilage ou de*

 fascia placés sur la voûte centrale ou le dos pour ajouter du volume, de la largeur ou de la hauteur. Le cartilage

 peut être écrasé ou morcelé. Il s'agit généralement de greffes non "fonctionnelles" mais surtout cosmétiques.

### Greffes de radius

Greffes de cartilage, de cartilage en dés ou de fascia placées au radius pour augmenter la hauteur du radius et le "point de départ nasal". Ces greffes peuvent présenter leurs bords chez les patients ayant subi une rhinoplastie à la peau fine.

### Greffes d'extension du

septum caudalGreffes *très* utiles et puissantes placées pour augmenter la longueur du septum et du nez. Utilisées chez les patients

ethniques ayant le nez court ou dans les cas de rhinoplastie de révision. Habituellement, cette greffe est prélevée sur le cartilage des côtes, mais on peut également utiliser des cartilages épais du septum ou des cartilages d'oreille à double couche.

### Greffes de paroi

latéraleGreffes de *cartilage* pour remplacer les cartilages *latéraux* supérieurs agressivement réduits dans la rhinoplastie de révision

### Greffe de fascia

temporalGreffe de tissu *souple* utilisée chez les patients ayant une peau très fine pour aider à camoufler et à créer un nez plus lisse. Peut être utilisé à la pointe, au dos ou au radius. L'alloderm, qui est une greffe dermique a-cellulaire cadavérique, peut également être utilisée comme une alternative plus facile, mais plus coûteuse.


LE MATÉRIEL DE GREFFE DANS LA RHINOPLASTIE :

### Cartilage du septumUne

grande partie du cartilage quadrangulaire du septum peut être récoltée et utilisée lors d'une rhinoplastie. Il faut laisser un "L" pour soutenir le nez. Ce support en L doit avoir au moins 1,5 cm de largeur pour soutenir le pont et la pointe. Le reste du cartilage peut être enlevé et utilisé pour la rhinoplastie. Lors d'une rhinoplastie de révision, ce cartilage est souvent manquant et indisponible, car il a pu être utilisé lors des précédentes rhinoplasties. La perforation septale (trou) est un risque de prélèvement de cartilage septal ou de septoplastie. Ce cartilage est souvent manquant et détruit chez les patients qui ont été frappés très fort au nez (boxeurs) ainsi que chez les patients ayant des antécédents d'abus de cocaïne ou de maladies auto-immunes. "Le cartilage est à un chirurgien de rhinoplastie ce que le bois est à un charpentier". La plupart des rhinoplasties nécessitent une certaine forme de greffe de cartilage - de l'utilisation minimale à l'utilisation extensive. En général, le cartilage septal est le premier choix de cartilage pour la plupart des chirurgiens plasticiens du visage, tandis que de nombreux chirurgiens plasticiens préfèrent le cartilage des oreilles en raison du manque de confort et de formation pour opérer à l'intérieur du nez.

### Os septal

Une partie de la plaque perpendiculaire de l'os ethmoïde, à l'extrémité arrière supérieure du septum, peut être utilisée pour la greffe, bien que ce ne soit pas idéal.

### Cartilage de l'oreille (auriculaire)Une

source de cartilage très polyvalente pour les greffes. Les incisions peuvent être placées devant ou derrière l'oreille (les oreilles). Le cartilage peut être prélevé à différents endroits de l'oreille et utilisé pour la rhinoplastie et la rhinoplastie de révision.

### Greffe d'oreille

compositeGreffes *puissantes*

prélevées sur l'oreille, y compris le cartilage et la peau qui y sont attachés. Utilisées pour corriger les "défauts du triangle des tissus mous" ainsi que les narines rétractées et les sténoses vestibulaires. Les greffons sont très difficiles à placer techniquement et ne survivent pas toujours.

### Fascia post auriculaire

Tissu mou prélevé derrière l'oreille pour aider à camoufler des zones, chez les patients ayant subi une rhinoplastie à la peau fine.

### Fascia

temporalCouche de tissu mou *solide*

couvrant le muscle temporal, utilisée pour camoufler des zones chez les patients ayant subi une rhinoplastie et dont la peau est fine. Il peut également être utilisé pour augmenter le radius. L'alloderm peut remplacer le fascia temporal.

### Cartilage de côteGrand

, cartilage solide récolté sur les côtes 5,6,8,9 ou 10. Utilisé lorsque du cartilage et des matériaux de construction abondants sont nécessaires pour une rhinoplastie ou une rhinoplastie de révision. Souvent utilisé pour construire le pont ou allonger la pointe. Une côte de cadavre gelée ou irradiée peut également être utilisée. Lorsqu'ils sont correctement sculptés, ces cartilages présentent un risque minimal de déformation.

### Os

Les os des côtes, du crâne, de l'omoplate ou des hanches peuvent être utilisés dans les cas de reconstructions majeures.

IMPLANTS ET GREFFES ALLOPLASTIQUES UTILISÉS EN RHINOPLASTIE

### Maille Mersilène

Implant permanent qui ressemble à une "toile à fromage". Souvent utilisé en chirurgie générale pour soigner les hernies. Peut être superposé et utilisé comme implant au menton. N'est pas une bonne option dans le nez en raison du risque d'infection aiguë ou retardée.

### Gore-Tex (PTFE)

Implants permanents en plastique souple blanc et cuir. Disponibles en feuilles ou sous forme d'implants préformés de type "strut". Ne constituent pas une première option dans le nez en raison du risque d'infection aiguë ou retardée.

### Silastique (Silicone)

Des implants préfabriqués de différentes formes et tailles. Très couramment utilisés pour la rhinoplastie asiatique. Ne constituent pas une bonne option pour le nez en raison du risque d'infection aiguë ou retardée ainsi que de déplacement.

### Medpore

Des implants préfabriqués de différentes formes et tailles. Très couramment utilisés pour la rhinoplastie asiatique. Ne constituent pas une bonne option pour le nez en raison du risque d'infection aiguë ou retardée ainsi que de déplacement. Très difficile à retirer une fois en place pendant quelques semaines. Peut également s'extruder à travers la peau du nez, laissant de mauvaises cicatrices.

### Surgicel

Feuilles de cellulose utilisées pour l'hémostase. Utilisées à l'étranger pour les greffes de radius comme un "Turkish Delight", c'est-à-dire des dés de cartilage enveloppés dans du Surgicel. Le Fascia Temporalis est une bien meilleure alternative.

# COMPLICATIONS

Les complications de la rhinoplastie peuvent être divisées en 4 catégories de base comme
suit:
Intraopératoire

- Postopératoire immédiat (en salle de réveil)

- Post-opératoire précoce

- Post-opératoire tardif

**Complications peropératoires**

**Saignement excessif**

Cela peut être lié à une coagulopathie génétique ou acquise. La première doit être
étudiée avant l'opération. Si elle n'a pas été étudiée, il est conseillé de consulter
d'urgence un hématologue au moment de l'opération. La coagulopathie acquise est
généralement induite par un médicament, et l'aspirine en est généralement responsable.
Ce médicament doit être arrêté au moins 2 semaines avant l'opération.

Une hémostase locale inadéquate peut provoquer des saignements peropératoires
excessifs, contribuant à la difficulté de l'opération et à l'augmentation du temps
opératoire. Une hémorragie peropératoire excessive se produirait dans 0,3 à 1 % des
cas.

**Larmes de lamelles mucoperichondriales**

Les déchirures unilatérales guérissent généralement sans incident, mais les déchirures bilatérales alignées de la muqueuse septale peuvent entraîner une perforation septale et les symptômes qui l'accompagnent. Il est préférable de suturer ces déchirures bilatérales au moment de l'intervention chirurgicale avec une greffe de cartilage intermédiaire. Des déchirures opposées du septum et de la paroi latérale peuvent entraîner la formation de synéchies et une obstruction nasale.

### Boutonnière de la peau

Cette complication peut survenir lors de l'ébranlement de la peau, en particulier dans la région du dôme ; il est préférable de l'éviter en portant une attention particulière à la technique. Les boutonnières peuvent entraîner des cicatrices.

### Brûlures de cautérisation

Les complications de cette nature peuvent être liées à une défaillance mécanique ou à une erreur chirurgicale. Faites preuve de la prudence nécessaire lors de l'utilisation d'un cautère.

### Effondrement d'une pyramide osseuse

L'effondrement de la pyramide osseuse peut se produire lors de l'ablation d'une bosse osseuse avec un ostéotome, en particulier lorsque le patient a déjà subi un traumatisme nasal ou si le vomère ou l'ethmoïde ont été affaiblis à la suite d'une chirurgie antérieure.

### Désarticulation du cartilage latéral supérieur

Cette complication peut survenir lors du râpage. La désarticulation bilatérale produit une déformation en V inversé, et la désarticulation unilatérale produit une asymétrie dans le tiers moyen du nez.

### Complications de l'ostéotomie

- Déformation "Rocker" : Cette déformation se produit lorsque l'ostéotomie médiane crée une fracture céphalique plus haute dans la partie la plus épaisse de la jonction frontonasale. La tentative de rétrécissement après les ostéotomies entraîne une latéralisation du segment supérieur des os fracturés, basée sur un point d'appui au niveau ou à proximité du radius.

- Déformation "toit ouvert" : Lorsque les segments latéraux ne s'alignent pas avec le septum dorsal à la suite d'une ostéotomie, il en résulte un écart qui peut être visuellement et palpablement évident. Si elle est négligée, la muqueuse intranasale adhère au tissu mou sus-jacent et peut créer une dépression sur le site. Les causes habituelles de déformation en toit ouvert sont les suivantes :

- Fracture céphalique en bâton vert lors d'ostéotomies (reviendra à sa position préopératoire)

- Manque de mobilisation adéquate des segments fracturés au niveau médial

- Emballage nasal excessif

- Plaque perpendiculaire déviée non corrigée de l'ethmoïde (peut empêcher la médialisation des segments latéraux)

- Déformation "step" : Cette déformation peut se produire si une seule ostéotomie latérale est effectuée trop loin en dedans du sillon naso-facial. La correction consiste à répéter l'ostéotomie au bon niveau.

**Traumatisme périnasal**

Lors d'une ostéotomie, en particulier dans les nez qui ont déjà été traumatisés, on a tendance à recréer des fractures préexistantes. L'hémorragie orbitale et la cellulite orbitale qui menacent la vision doivent être traitées immédiatement. Des lésions de l'appareil nasolacrimal peuvent également se produire.

**Complications postopératoires immédiates**

**Obstruction des voies aériennes**

L'aspiration de sang à la suite d'unetextubation peut provoquer un laryngospasme. Cela peut nécessiter un traitement avec un relaxant musculaire et une réintubation ou une ventilation en pression positive. Le tamponnement nasal ou l'aspiration intranasale d'une attelle peuvent également provoquer une obstruction des voies respiratoires.

**Anaphylaxie**

Il s'agit d'une possibilité distincte en cas d'utilisation d'un médicament antibiotique peropératoire.

**Déficience visuelle**

Une détérioration transitoire et permanente de la vision a été décrite à la suite d'une anesthésie locale et d'une injection de vasoconstricteur. Cela peut être lié à un vasospasme ou à une thromboembolie provoquant une ischémie ophtalmique.

**Complications postopératoires précoces**

**Hémorragie**

La prévalence des hémorragies signalées varie de 2 à 4 %. Tenter de localiser la source de l'hémorragie après l'application d'un vasoconstricteur approprié. Une cautérisation endoscopique du vaisseau fautif et un tamponnement nasal peuvent être nécessaires.

**Hématome septal**

Cela peut nécessiter une aspiration quotidienne jusqu'à ce que le retour soit exempt de sang. Une incision plus large pour faciliter le drainage et un conditionnement ultérieur pendant 48 heures. Une couverture antibiotique est indiquée pour éviter la formation d'un abcès septal.

**Infection**

- Infection des plaies : Le taux d'infection des plaies à la suite d'une rhinoplastie est diversement cité comme étant inférieur à 2 %. Une cellulite localisée, un abcès ou un granulome peuvent répondre aux antibiotiques et au drainage.

- Septicémie : La pyrexie de l'infection peut conduire à l'hypothermie d'une défaillance circulatoire aiguë et à des dysfonctionnements multiples des organes.

- Le syndrome de choc toxique : Ce syndrome se caractérise par une fièvre post-opératoire, des vomissements, une diarrhée, une hypotension sans perte de sang évidente et une éruption érythémateuse ressemblant à un coup de soleil. Dans les cas graves, un choc peut se manifester. La supertoxine, la toxine 1 du syndrome de choc toxique (TSST-1), produite par l'organisme *Staphylococcus aureus, est à l'origine de* ce syndrome. L'incidence de ces porteurs nasaux se situe entre 18 et 50 % dans la population saine. Le traitement comprend (1) l'élimination de l'emballage nasal et l'acquisition de cultures nasales, (2) l'administration immédiate d'antibiotiques antistaphylococciques appropriés et résistants à la bêta-lactamase, (3) le lancement d'investigations multisystémiques et de l'assistance à la vie, et (4) la poursuite d'une réanimation hémodynamique agressive. Le syndrome de choc toxique fait suite à une chirurgie nasale dans 0,016 % des cas, et le taux de mortalité est d'environ 11 %.

**Dehiscence des incisions**

La désidence des incisions internes passe généralement inaperçue. Sauf si l'on prévoit qu'elles causeront des synéchies, ce n'est généralement pas un problème, car ces incisions vont progressivement guérir. L'incision transcolumellaire doit être traitée immédiatement, sinon une cicatrice se formera, contribuant à un mauvais résultat.

**Oedème persistant**

L'œdème initial et l'ecchymose périorbitaire peuvent durer 10 jours. La gravité peut être déterminée par des ostéotomies difficiles, l'utilisation d'instruments protégés, de longues périodes d'opération, un tassement nasal excessif, des vomissements postopératoires ou une pression artérielle élevée. Un œdème et un engourdissement persistants de la région de la pointe du nez peuvent survenir à la suite d'une rhinoplastie externe et peuvent durer plusieurs mois.

**Nécrose cutanée**

Un affaiblissement excessif, une utilisation peu judicieuse du cautère et un amincissement excessif de la peau peuvent entraîner une nécrose cutanée. Cela peut entraîner une altération de l'approvisionnement en sang et une infection. Une injection locale de stéroïdes, une dermabrasion, une modification au laser et/ou une reconstruction du lambeau peuvent être nécessaires pour améliorer l'esthétique de la cicatrice.

**Formation de la séquestre**

La séquestration de l'os ou du cartilage peut se produire avec l'infection, l'extrusion et la déformation qui s'ensuit (qui peut être esthétique ou fonctionnelle).


**Rhinorrhée du liquide céphalorachidien**

La prévalence de cette complication n'est pas élevée. Des antécédents de traumatisme peuvent provoquer son apparition, tout comme la présence de défauts osseux congénitaux. L'identification de la bêta-2-transferrine dans le liquide de drainage constitue un diagnostic définitif. La plupart des fuites guérissent spontanément. Les fuites persistantes doivent être localisées et réparées par des techniques extracrâniennes et/ou intracrâniennes.

**Engourdissement et douleur**

L'engourdissement et la douleur transitoires derrière les incisives supérieures peuvent être attribuables à une névraxie du nerf nasopalatin.

**Perturbations olfactives**

Une hyposmie transitoire est attendue à la suite d'une chirurgie nasale et est liée à plusieurs facteurs, dont l'œdème, le traumatisme direct au neuroépithélium et l'utilisation de certains agents pharmacologiques.

**Demande de réassurance**

Un petit nombre de patients ont besoin que le chirurgien exprime à plusieurs reprises que le blocage nasal va disparaître, que l'odeur et le goût reviendront, que l'anesthésie dentaire s'estompera, et que la projection et le gonflement de la pointe diminueront avec le temps.

**Des complications psychologiques précoces**

Les épisodes transitoires d'anxiété ou de dépression ne sont pas rares et peuvent durer jusqu'à 6 semaines après l'opération.

**Complications post-opératoires tardives**

**Hypertrophie des cicatrices**

Cela peut nuire à un bon résultat suite à une rhinoplastie externe. La perte de peau due à l'infection et à la nécrose est un désastre. Le traitement peut comprendre une dermabrasion, des lasers et/ou une révision chirurgicale des cicatrices.

**Déformation nasale du bec de Polly**

Cette déformation est caractérisée par l'absence de creux supra-tibial et peut se présenter en degrés. La cause réside généralement dans une sous-correction du dos cartilagineux et de la région supérieure de l'angle septal (bec dur), mais elle peut résulter d'une accumulation excessive de cicatrices de tissus mous ou d'une perte de support de la pointe (bec mou).

La correction peut nécessiter la réduction du dos cartilagineux et de la région cartilagineuse de l'angle septal supérieur et/ou l'excision de la cicatrice des tissus mous et la fixation d'une entretoise columellaire.

**Formation des synéchies**

Les synéchies ou adhésions suivent la création de surfaces brutes opposées. Cette apparition peut être ou non symptomatique.

**Perforation du septum**

La prévalence de cette complication a été décrite comme étant de 3 à 24,5 %. Une fermeture chirurgicale peut être tentée avec de petites perforations septales symptomatiques.

**Effondrement de la valve nasale**

Une coupe céphalique agressive des cartilages latéraux inférieurs peut provoquer cette complication. L'effondrement peut provoquer une détresse des voies respiratoires et est une source de mécontentement pour le patient. Les greffons écarteurs de cartilage peuvent s'avérer utiles pour l'effondrement des valves internes. Les greffes de lattes d'alar améliorent l'effondrement de la valve externe.

**Sténose nasale**

Il s'agit d'une catastrophe lorsqu'elle se produit, et elle peut être liée à des incisions circonscrites avec enlèvement excessif de la doublure. La sténose entraîne une obstruction des voies respiratoires et est une source d'inconfort persistant. La chirurgie reconstructive peut apporter un certain soulagement.

## Formation de la Bossa

Les bossaïes sont des protubérances qui peuvent apparaître dans la région de la pointe du nez. Leur incidence postopératoire est évaluée à 2 %. Alors que les occurrences symétriques bilatérales peuvent prendre une apparence agréable, les bosses asymétriques bilatérales et unilatérales exigent une attention chirurgicale. Les bossaes se produisent généralement dans les nez avec une asymétrie préopératoire, l'utilisation de techniques de rhinoplastie destructrices, une peau fine et une cicatrisation postopératoire excessive. La triade de peau fine, de cartilages solides et de bifidité indique également que le patient est sujet au développement de la bosse. Le mouvement des greffes de la pointe peut également contribuer à la formation de la bosse.

## Oleogranulome

Les matières grasses non résorbables utilisées sur le tamponnement nasal peuvent provoquer une réaction inflammatoire (diversement appelée oléogranulome, lipogranulome, paraffinome, granulome de l'huile, lipogranulomatose sclérosante et myosphère). Un scanner exclut les autres causes de la déformation. L'excision chirurgicale des tissus est indiquée avec un avertissement approprié de la possibilité de récidive.

## Kyste dorsal

La muqueuse nasale déplacée dans les tissus sous-cutanés peut entraîner cette rare complication. L'ablation endonasale peut être possible. La peau emprisonnée à la suite d'une blessure peut entraîner une dermoïde d'implantation, nécessitant une ablation chirurgicale.

**Erreurs de jugement en chirurgie esthétique**

La sous-correction ou la surcorrection d'une déformation préexistante entraîne soit la persistance de la déformation, soit l'introduction d'une nouvelle déformation. Une nouvelle déformation peut introduire un déficit fonctionnel. Certaines de ces déformations sont illusoires, et la correction ne suit qu'après un diagnostic précis. Idéalement, une rhinoplastie de révision ne devrait pas être effectuée avant au moins 12 mois après l'opération initiale.

Ces déformations peuvent se produire seules ou en combinaison et peuvent se rapporter à une déformation/déformation sur l'axe x (largeur), l'axe y (hauteur) ou l'axe z (profondeur) dans les différents segments.

- Déformations du tiers supérieur

- Angle naso-frontal profond : La correction peut être obtenue par augmentation. Différents matériaux de greffe et d'implant sont disponibles.

- Angle naso-frontal peu profond : L'angle peut être approfondi par l'ablation du muscle procerus. Si le problème est osseux, l'ablation de l'ostéotome et/ou des bavures sont des mesures correctives possibles.

- Élargissement du tiers supérieur : Cela peut être lié à une médialisation insuffisante des os nasaux après les ostéotomies. L'élargissement peut également être causé par des fractures du bâton vert céphalique qui ramènent les os à leur position initiale ou par un tassement nasal excessif qui latéralisent les os du nez. Une déviation persistante de la plaque perpendiculaire de l'os ethmoïde empêche la médialisation de l'os nasal, généralement de façon unilatérale.

- Tierce convexité supérieure : Des résultats satisfaisants peuvent être obtenus par réduction. Une râpe soigneuse est conseillée lors de la réopération.

- Le tiers supérieur sur la réduction : Un retrait excessif de la bosse peut entraîner une mise en selle, ce qui nécessite une augmentation.

- Asymétrie du tiers supérieur : Des restes osseux nasaux inégaux, une cicatrisation asymétrique et une déviation de la cloison nasale sous-jacente contribuent à cette condition.

- Déformations du tiers moyen

- Élargissement du tiers moyen : Elle suit généralement l'élargissement du tiers supérieur en raison de la fixation des cartilages latéraux supérieurs aux os nasaux. La correction du tiers supérieur entraîne également une correction du tiers moyen. Cette déformation peut également être illusoire en présence d'une ptose de la pointe.

- convexité du tiers moyen : C'est l'une des causes de la déformation du bec de polly. Le simple rasage des cartilages ou des tissus mous en excès corrige cette condition.

- Sellerie du tiers moyen : L'augmentation améliore le résultat esthétique après rectification d'une éventuelle insuffisance septale.

- Asymétrie du tiers moyen : Des restes inégaux de cartilage latéral supérieur, une dislocation unilatérale d'un cartilage latéral supérieur, une déviation septale sous-jacente et une guérison asymétrique peuvent contribuer à cette déformation. Là encore, la correction dépend d'un diagnostic précis.

- Déformations du tiers inférieur

- Élargissement ou évasement du tiers inférieur : Les techniques de destruction entraînant une perte de soutien disponible de la crête latérale du cartilage latéral inférieur peuvent provoquer un élargissement de la base de l'alarme. Une résection de la colonne et du seuil d'alarme peut apporter une réponse corrective. La suture de Foman est un choix utile dans certaines circonstances. Il s'agit de saper le plancher du nez par une incision interne de Weir, d'insérer une suture par l'incision jusqu'à un pli d'alarme, de retourner cette suture vers l'autre pli d'alarme, et enfin de l'attacher dans l'incision. Un fil de suture en nylon 4-0 transparent est approprié et est serré comme souhaité.

- Rétrécissement de la pointe ou pointe pincée : les techniques de destruction peuvent y contribuer. La formation de bossae et l'effondrement des valves nasales peuvent coexister. Une greffe de pointe soigneusement stabilisée peut suffire dans les cas simples.

- Asymétrie des pointes : Les techniques de destruction peuvent provoquer des déformations du tiers inférieur. Explorez les causes avec une correction appropriée. Des greffes de camouflage peuvent être nécessaires, et des sutures transdomales peuvent aider à la stabilisation.

- Déformations de la projection de la pointe : Une ptose de la pointe induite chirurgicalement peut nécessiter des sutures domales, des sutures de contrôle de la projection entre le septum caudal et la crête médiale, une greffe de la colonne vertébrale et/ou une greffe de la pointe. Une tension excessive du muscle septique dépressif peut nécessiter une libération.

- Large columelle : Il s'agit généralement d'une anomalie préexistante qui n'a pas été corrigée lors de l'opération initiale. L'excès de tissus mous entre la crête interne est excisé et la crête interne est suturée.

- Columella suspendue ou "columella show" : Elle peut être causée par une crête médiane profonde, une projection caudale du cartilage du septum et/ou un retrait excessif des segments cruraux latéraux et une cicatrisation ultérieure. Le traitement est orienté vers la cause et le rasage de la crête interne/septum peut être recommandé. Les segments cruraux latéraux excisés peuvent devoir être remplacés par des greffes composites intranasales.

- Alae "suspendue" ou "voilée" : Le véritable surplomb d'alarme peut être lié à une sous-excision de la crête latérale par rapport à la columelle. Tenter de corriger directement cette déformation uniquement lorsque celle-ci est évidente et grossière et lorsqu'une composante illusoire a été exclue. Une entretoise columellaire et des greffes de plumage nasogénien peuvent apporter un certain soulagement esthétique.

- Entaille de la cicatrice : l'ablation excessive de la crête latérale et la cicatrisation qui s'ensuit peuvent entraîner ce problème. Une véritable incision d'alarme peut être obtenue par la mobilisation caudale ou céphalique de la crête restante et par l'insertion d'un greffon composite intranasal dans le défaut créé.

- Effondrement de l'Alar : L'enlèvement excessif de la crête latérale amortit le soutien offert par ces structures, provoquant l'effondrement de l'alarme et la discordance des voies aériennes.

- Asymétrie des narines : Cela peut être lié à des composants de la colonne ou de l'alarme, le traitement est donc orienté en conséquence. La subluxation caudale du septum est souvent un facteur contributif et doit être traitée. L'attention portée à la colonne nasale et la réalisation d'une chirurgie de la base de l'alarme sont parfois indiquées.

- Angle nasolabial rétracté : Une excision excessive du cartilage septal dans la région de l'angle septal postérieur peut entraîner cette déformation, qui peut être corrigée par l'insertion de greffons repulpants dans cette région. Une entretoise colonnaire et une rotation de la pointe vers le haut peuvent introduire une amélioration illusoire.

- Angle nasolabial prolongé : Cela peut être illusoire en cas de rotation excessive de la pointe vers le haut. Sinon, un excès de tissus mous ou de colonne nasale peut nécessiter une attention particulière.

- Autres

- Migration de greffons et d'implants : La migration peut comprendre la résorption, le déplacement ou l'extrusion ; elle peut être provoquée par un traumatisme ou une infection. Les allogreffes ont un taux d'extrusion et d'infection plus élevé que les autogreffes. Un implant infecté doit être retiré si les antibiotiques n'aident pas. Révisez les greffons déplacés qui causent des inconvénients esthétiques avec une stabilisation appropriée.

- Le nez disproportionné : Ce nez ne s'adapte pas au visage et ne fait pas honneur à l'habileté artistique du chirurgien. Les techniques de rhinoplastie reconstructive suivent l'expression du mécontentement du patient avec des résultats originaux.

Une rhinoplastie de révision peut être nécessaire chez 5 à 15 % des patients. Toute tentative de correction doit toujours être accompagnée d'un avenant ne promettant qu'une amélioration et avertissant qu'une nouvelle opération de "retouche" peut être nécessaire.

**Des complications psychologiques persistantes**

Plusieurs études contradictoires sont disponibles. Certaines études affirment que la plupart des patients ayant subi une rhinoplastie primaire sont atteints de troubles psychiatriques, avec une prépondérance de troubles de la personnalité. D'autres études montrent que les patients potentiels sont relativement exempts de psychopathologie. D'autres encore montrent une diminution postopératoire de l'anxiété, de l'obsession, de l'hostilité et de la paranoïa, accompagnée d'une amélioration de l'image de soi. Même les patients présentant un risque élevé de mauvais résultats psychologiques bénéficieraient de la chirurgie esthétique. Néanmoins, chez certaines personnes psychologiquement fragiles, l'équilibre préopératoire peut être perturbé.

**Rhinorrhée gustative**

Une excitation croisée parasympathique et sympathique résultant d'une régénération mal orientée des fibres nerveuses suite au traumatisme de la chirurgie peut provoquer une rhinorrhée pendant l'alimentation. Le traitement de cette affection est difficile, mais les antihistaminiques peuvent aider certains patients.

**Maladie adjuvante humaine**

Il s'agit d'une maladie auto-immune causée par une hypersensibilisation au matériel implanté. Les personnes touchées sont probablement génétiquement prédisposées à une telle hypersensibilité. Si des implants sont envisagés, il est judicieux de sonder les antécédents familiaux. Chez certains patients, les symptômes peuvent être atténués par le retrait de l'implant.

**Fistule lacrymale**

En raison de la proximité du système de drainage lacrymal avec le site des ostéotomies latérales, des dommages au système sont possibles.

**Le mécontentement des patients**

La chirurgie esthétique a quatre résultats possibles : (1) un patient heureux et un chirurgien heureux, (2) un patient heureux et un chirurgien malheureux, (3) un patient malheureux et un chirurgien heureux, et (4) un patient malheureux et un chirurgien malheureux.

Aucune opération chirurgicale n'est exempte de complications. Il incombe aux chirurgiens, en particulier à ceux qui pratiquent des opérations de chirurgie esthétique, d'être conscients et informés des complications possibles, des mesures d'évitement et des techniques de correction associées. Les patients doivent être informés de toutes les complications possibles, afin qu'ils puissent prendre la décision de se faire opérer après avoir soigneusement examiné tous les risques encourus.

Le chirurgien minimise les complications en sélectionnant soigneusement les patients, en ayant une compréhension approfondie des difformités et des techniques de correction, en développant un sens de l'empathie et en reconnaissant ses propres limites.

# BIBLIOGRAPHIE

**1) Robert W. Dolan "Facial Plastic Reconstructive, and Trauma Surgery -Chapter** 20. Rhinoplastie de base - Robert W. Dolan Chapitre 21. Rhinoplastie traditionnelle, de révision et d'augmentation - Robert W. Dolan et Laurence Milgrim

**2)** Principes de la **chirurgie orale et maxillo-faciale de Peterson -** Chapitre 65 - Principes de base de la rhinoplastie - James Koehler, DDS, MD Peter D.Waite, MPH, DDS, MD

**3) Anatomie chirurgicale du nez -Robert** M. Oneal, MD, Richard J. Bell, Jr, MD, Paul H. Izenberg, MD, Jaye Schlesinger,

**4) Michael Evan Sachs (1984)** - Lésion du système lacrymal secondaire à une lésion cosmétique

rhinoplastie Adv. Ophtalmique. Plastique & Reconstruction. Surg, 1984;3 : 301-305.

**5) Paul J.W. Stoelinga, Piet E.J.J Haers (1990) -** "Late management of secondarily greffons fendus" Int J Oral Maxillofac Surg 1990 ; 19:97 102.

**6) Waite PD, Matukas VJ (1991) -** "Indications for simultaneous orthognathic and septorhinoplastic surgery"J Oral Maxillofacial Surgery 1991 ; 49:133 40.

**7) V. J. Matukas, P. J. Louis(1993)-** "Secondary management of the nose in the cleft patient" Int. J. Maxillofac oral. Surg. 1993 ; 22:195- 199.

**8) Tsuyoshi Tokato, Yoshiyuki Yonehara(1995)-** "Use of cantilever iliac bone grafts Pour la reconstruction d'une fente labiale associée à une déformation nasale". J. Maxillofac buccal.

Surg.1995 ; 53 : 757-762.

**9) Tsuyoshi Tokato, Yoshiyuki Yonehara, Takahumi Susami (1995) -** "Columella allongement par greffe de cartilage dans le nez associé à une fente labiale bilatérale:Choix

de cartilage en fonction de l'âge". J. Maxillofac oral. Surg.1995 ; 53 : 149-157.


**10) Gilbert J. Nolst Trenite (1997) -** "Rhinoplasty in the cleft lip patient" Cleft palate-craniofacial journal, Jan 1997;34 : 1.


**11)    Amita A. Bagal, Peter A. Adamson(2002) -** "Révision Rhinoplastie" Facial Plastic Surgery,2002;18 : 4.


**12) Daniel G. Becker (2003) -** "Rhinoplasty" Journal of Long-Term Eff ects of Medical Implants,2003;13(3):223-246.


**13) Anthony P. Sclafani, Thomas Romo, Jay G. Barnett, Channing R. Barnett, B. (2003)-** Ajustement des défauts nasaux subtils postopératoires : La gestion du "proche-Miss" Rhinoplastie Chirurgie plastique du visage,2003;19:4.


**14) P.C. Parodi, C. Moreschi1 , E. Rampino, M. Codarini, F. De Biasio, C. Riberti(2003)-** "Rhinoplastie corrective : aspects médicaux et juridiques" Acta

Otorhinolaryngo Ital2003 ; 23 : 356-361.

**15) D. Vealea, L. De Harob, C. Lambrou (2003)** - "Cosmetic rhinoplasty in body dysmorphic disorder" The British Association of Plastic Surgeons,2003;56:546-551.

**16) David C. Pearson, Peter A. Adamson(2004)-** "Le profil nasal idéal Rhinoplasty Patients vs the General Public" Arch Facial Plast Surg. 2004 ; 6 : 257-262.

**17) Cüneyt Orhan Kara, Inci Gökalan Kara, Bülent Topuz (2005)** - "Does Creating a Subperiosteal Tunnel Influence the Periorbital Oedema and Echymosis in Une rhinoplastie ?" J Oral Maxillofacial Surgery2005 ; 63:1088-1090.

**18) Abd Al-Aziz, H.A. Ahmad (2005)** - "Autogenous Cartilage Grafts in Primary Rhinoplastie dans la population non caucasienne" Egypte, J. Plast. Reconstr. Surg. 2005;29:67-72.

**19) Eray Copcu(2005)-** "Ultrasonography for Rhinoplasty" Current Medical Imaging Revues, 2005 ; Vol. 1:1.

**20) Dr. Muhammad Saeed, Dr. Farooq Ahmad Mian(2006)-**"Augmentation Rhinoplastie" professionnel med j sep 2006 ; 13(3) : 349-353.

21) **Anil R. Shah, et Philip J. Miller (2006)** - "Structural Approach to Endonasal Rhinoplastie" Facial Plast Surg 2006 ; 22:55-60.

22) **Joseph E. Cillo, Richard Finn, et Richard M. Dasheiff(2006)**- "Combiné Rhinoplastie ouverte avec greffons écarteurs et uvuloplastie assistée par laser pour le sommeil

Troubles respiratoires : résultats subjectifs à long terme" J Oral Maxillofacial Surgery 2006;64:1241-1247.

23) **G. K. B. Sa`ndor1, L.P. Ylikontiola (2006)**-"Patient evaluation of outcomes of Rhinoplastie externe pour fente labiale et palatine unilatérale" Int. J. Maxillofac buccal Surg. 2006 ; 35 : 407- 411.

24) **El-Sayed Ibrahim El-Shafey (2007)** - "Rhinoplastie équilibrée du nez arabe : Approche endonasale avec manœuvres clés" Egypte, J. Plast. Reconstr. Surg,2007 ; 31:173-180.

25) **Petropoulos I, Karagiannidis K, Kontzoglou (2007)** - "Our experience in open rhinoplastie" HIPPOKRATIA 2007 ; 11, 1 : 35-38.

26) **Muhammad Ahmad, Shahid Hussain, Saleem Malik (2008)**- "Reconstructive rhinoplasty" Journal of Surgery Pakistan (International) 13(2) avril - juin 2008.

27) **D J Bottini, P Gentile, A Donfrancesco,  L Fiumara et  V Cervelli(2008)-**

"Rhinoplastie d'augmentation avec greffes autologues" Aesth Plast Surg

2008;32(1):136-42.


28) **Dong-Yeop Chang et Hong-Ryul Jin(2008)-**"Foreign Body Inclusion Cyst of

the Nasal Radix after Augmentation Rhinoplasty"J Korean Med Sci 2008 ; 23 :

1109-12.


29) **Shepherd G. Pryor, Jonathan Sykes,Travis T. Tollefson (2008)** - "Efficacy of

Fibrin Sealant (Human) (Evicel) in Rhinoplasty" Arch Facial Plast Surg,2008;10

:5.


30) **Oleh Slupchynskyj, Marzena Gieniusz (2008)** - "Rhinoplastie pour les

American Patients" : une revue rétrospective de 75 cas d'opération de la voûte plantaire.

2008;10(4):232- 236.


31) **Rollin K. Daniel(2008)-** "Diced Cartilage Grafts in Rhinoplasty Surgery : Actuel

Techniques et applications" Plast Reconstr. Surg,2008 ; 122 : 1883.


32) **Babak Azizzadeh, Grigoriy Mashkevich, (2009)-** "Middle Eastern Rhinoplasty"

(Rhinoplastie au Moyen-Orient)

Cliniques de chirurgie plastique du visage N Am - (2009)

**33) Yakup Avsar MD( 2009)-** "Réduction de la bosse nasale avec une micro-scie motorisée

Osteotomy" Aesthetic Surg J 2009 ; 28 : 6-11.


**34) Deodatta V. Bendre, MD Ferdinand A. Ofodile -** "Rhinoplastie chez l'adolescent

Cleft patients" Oral Maxillofacial Surg Clin N Am 2002;14 : 453-461.

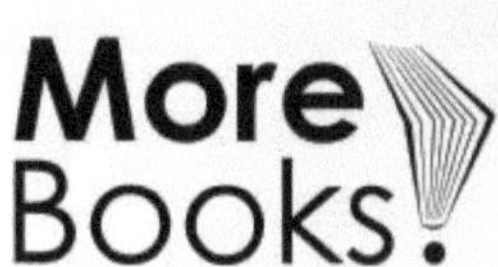


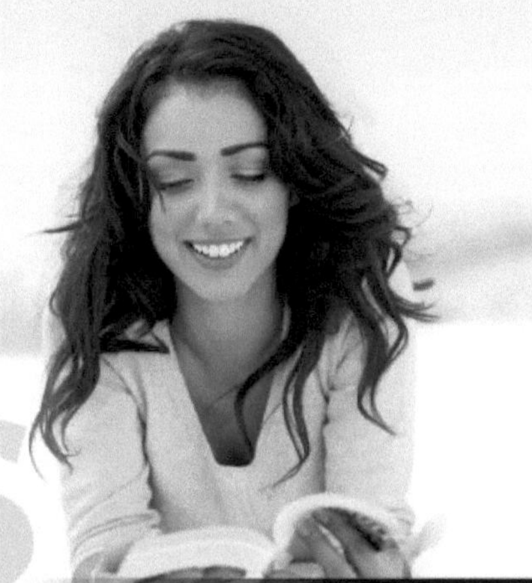


Buy your books fast and straightforward online - at one of world's fastest growing online book stores! Environmentally sound due to Print-on-Demand technologies.

Buy your books online at
**www.morebooks.shop**

Achetez vos livres en ligne, vite et bien, sur l'une des librairies en ligne les plus performantes au monde!
En protégeant nos ressources et notre environnement grâce à l'impression à la demande.

La librairie en ligne pour acheter plus vite
**www.morebooks.shop**

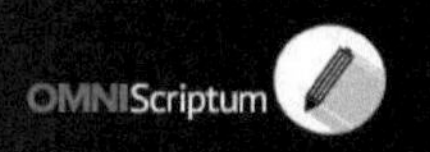

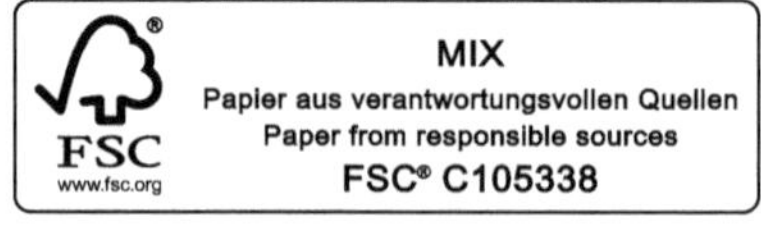

Printed by Books on Demand GmbH, Norderstedt / Germany